U0251479

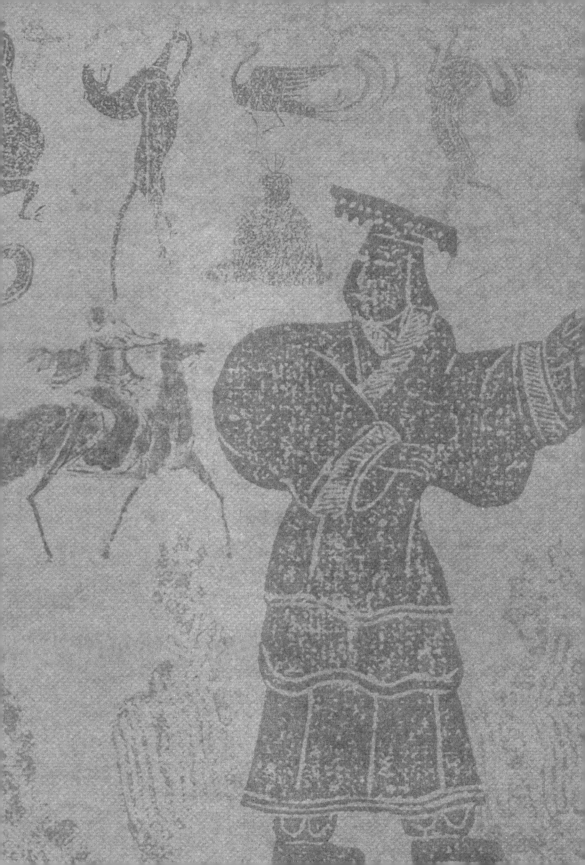

中国古医籍整理丛书

鸿飞集论眼科

明·佚名氏　著

明·胡廷用　编

杨　鸿　杨华森　校注

中国中医药出版社

·北　京·

图书在版编目（CIP）数据

鸿飞集论眼科/（明）佚名氏著；（明）胡廷用编；杨鸿，杨华森校注 . —北京：中国中医药出版社，2015. 12

（中国古医籍整理丛书）

ISBN 978 - 7 - 80231 - 865 - 6

Ⅰ. ①鸿… Ⅱ. 佚… ②胡… ③杨… ④杨… Ⅲ. ①中医五官科学 – 眼科学 – 中国 – 明代 Ⅳ. ①R276. 7

中国版本图书馆 CIP 数据核字（2014）第 289271 号

中 国 中 医 药 出 版 社 出 版

北京市朝阳区北三环东路 28 号易亨大厦 16 层

邮政编码 100013

传真 010 64405750

三河市鑫金马印装有限公司印刷

各地新华书店经销

*

开本 710×1000 1/16 印张 11.25 字数 86 千字

2015 年 12 月第 1 版 2015 年 12 月第 1 次印刷

书 号 ISBN 978 - 7 - 80231 - 865 - 6

*

定价 35.00 元

网址 www. cptcm. com

国家中医药管理局
中医药古籍保护与利用能力建设项目
组织工作委员会

主 任 委 员 王国强

副 主 任 委 员 王志勇 李大宁

执 行 主 任 委 员 曹洪欣 苏钢强 王国辰 欧阳兵

执行副主任委员 李 昱 武 东 李秀明 张成博

委 员

各省市项目组分管领导和主要专家

（山东省）武继彪 欧阳兵 张成博 贾青顺

（江苏省）吴勉华 周仲瑛 段金廒 胡 烈

（上海市）张怀琼 季 光 严世芸 段逸山

（福建省）阮诗玮 陈立典 李灿东 纪立金

（浙江省）徐伟伟 范永升 柴可群 盛增秀

（陕西省）黄立勋 呼 燕 魏少阳 苏荣彪

（河南省）夏祖昌 刘文第 韩新峰 许敬生

（辽宁省）杨关林 康廷国 石 岩 李德新

（四川省）杨殿兴 梁繁荣 余曙光 张 毅

各项目组负责人

王振国（山东省） 王旭东（江苏省） 张如青（上海市）

李灿东（福建省） 陈勇毅（浙江省） 焦振廉（陕西省）

蔡永敏（河南省） 鞠宝兆（辽宁省） 和中浚（四川省）

前　言

　　中医药古籍是传承中华优秀文化的重要载体，也是中医学传承数千年的知识宝库，凝聚着中华民族特有的精神价值、思维方法、生命理论和医疗经验，不仅对于传承中医学术具有重要的历史价值，更是现代中医药科技创新和学术进步的源头和根基。保护和利用好中医药古籍，是弘扬中国优秀传统文化、传承中医学术的必由之路，事关中医药事业发展全局。

　　1949 年以来，在政府的大力支持和推动下，开展了系统的中医药古籍整理研究。1958 年，国务院科学规划委员会古籍整理出版规划小组在北京成立，负责指导全国的古籍整理出版工作。1982 年，国务院古籍整理出版规划小组召开全国古籍整理出版规划会议，制定了《古籍整理出版规划（1982—1990）》，卫生部先后下达了两批 200 余种中医古籍整理任务，掀起了中医古籍整理研究的新高潮，对中医文化与学术的弘扬、传承和发展，发挥了极其重要的作用，产生了不可估量的深远影响。

　　2007 年《国务院办公厅关于进一步加强古籍保护工作的意见》明确提出进一步加强古籍整理、出版和研究利用，以及

"保护为主、抢救第一、合理利用、加强管理"的方针。2009年《国务院关于扶持和促进中医药事业发展的若干意见》指出，要"开展中医药古籍普查登记，建立综合信息数据库和珍贵古籍名录，加强整理、出版、研究和利用"。《中医药创新发展规划纲要（2006—2020）》强调继承与创新并重，推动中医药传承与创新发展。

2003～2010年，国家财政多次立项支持中国中医科学院开展针对性中医药古籍抢救保护工作，在中国中医科学院图书馆设立全国唯一的行业古籍保护中心，影印抢救濒危珍本、孤本中医古籍1640余种；整理发布《中国中医古籍总目》；遴选351种孤本收入《中医古籍孤本大全》影印出版；开展了海外中医古籍目录调研和孤本回归工作，收集了11个国家和2个地区137个图书馆的240余种书目，基本摸清流失海外的中医古籍现状，确定国内失传的中医药古籍共有220种，复制出版海外所藏中医药古籍133种。2010年，国家财政部、国家中医药管理局设立"中医药古籍保护与利用能力建设项目"，资助整理400余种中医药古籍，并着眼于加强中医药古籍保护和研究机构建设，培养中医古籍整理研究的后备人才，全面提高中医药古籍保护与利用能力。

在此，国家中医药管理局成立了中医药古籍保护和利用专家组和项目办公室，专家组负责项目指导、咨询、质量把关，项目办公室负责实施过程的统筹协调。专家组成员对古籍整理研究具有丰富的经验，有的专家从事古籍整理研究长达70余年，深知中医药古籍整理研究的重要性、艰巨性与复杂性，履行职责认真务实。专家组从书目确定、版本选择、点校、注释等各方面，为项目实施提供了强有力的专业指导。老一辈专家的学术水平和智慧，是项目成功的重要保证。项目承担单位山东中医药大学、南京中医药大学、上海中医药大学、福建中医药大学、浙江省中医药研究院、陕西省中医药研究院、河南省中医药研究院、辽宁中医药大学、成都中医药大学及所在省市中医药管理部门精心组织，充分发挥区域间互补协作的优势，并得到承担项目出版工作的中国中医药出版社大力配合，全面推进中医药古籍保护与利用网络体系的构建和人才队伍建设，使一批有志于中医学术传承与古籍整理工作的人才凝聚在一起，研究队伍日益壮大，研究水平不断提高。

本着"抢救、保护、发掘、利用"的理念，该项目重点选择近60年未曾出版的重要古医籍，综合考虑所选古籍的保护价值、学术价值和实用价值。400余种中医药古籍涵盖了医经、基础理论、诊法、伤寒金匮、温病、本草、方书、内科、外科、女科、儿科、伤科、眼科、咽喉口齿、针灸推拿、养生、医案医话医论、医史、临证综合等门类，跨越唐、宋、金元、明以迄清末。全部古籍均按照项目办公室组织完成的行业标准《中医古籍整理规范》及《中医药古籍整理细则》进行整理校注，绝大多数中医药古籍是第一次校注出版，一批孤本、稿本、抄本更是首次整理面世。对一些重要学术问题的研究成果，则集中收录于各书的"校注说明"或"校注后记"中。

"既出书又出人"是本项目追求的目标。近年来，中医药古籍整理工作形势严峻，老一辈逐渐退出，新一代普遍存在整理研究古籍的经验不足、专业思想不坚定等问题，使中医古籍整理面临人才流失严重、青黄不接的局面。通过本项目实施，搭建平台，完善机制，培养队伍，提升能力，经过近5年的建设，锻炼了一批优秀人才，老中青三代齐聚一堂，有效地稳定了研究队伍，为中医药古籍整理工作的开展和中医文化与学术的传承提供必备的知识和人才储备。

本项目的实施与《中国古医籍整理丛书》的出版，对于加强中医药古籍文献研究队伍建设、建立古籍研究平台，提高古籍整理水平均具有积极的推动作用，对弘扬我国优秀传统文化，推进中医药继承创新，进一步发挥中医药服务民众的养生保健与防病治病作用将产生深远影响。

第九届、第十届全国人大常委会副委员长许嘉璐先生，国家卫生计生委副主任、国家中医药管理局局长、中华中医药学会会长王国强先生，我国著名医史文献专家、中国中医科学院马继兴先生在百忙之中为丛书作序，我们深表敬意和感谢。

由于参与校注整理工作的人员较多，水平不一，诸多方面尚未臻完善，希望专家、读者不吝赐教。

国家中医药管理局中医药古籍保护与利用能力建设项目办公室
二〇一四年十二月

许 序

　　"中医"之名立，迄今不逾百年，所以冠以"中"字者，以别于"洋"与"西"也。慎思之，明辨之，斯名之出，无奈耳，或亦时人不甘泯没而特标其犹在之举也。

　　前此，祖传医术（今世方称为"学"）绵延数千载，救民无数；华夏屡遭时疫，皆仰之以度困厄。中华民族之未如印第安遭染殖民者所携疾病而族灭者，中医之功也。

　　医兴则国兴，国强则医强。百年运衰，岂但国土肢解，五千年文明亦不得全，非遭泯灭，即蒙冤扭曲。西方医学以其捷便速效，始则为传教之利器，继则以"科学"之冕畅行于中华。中医虽为内外所夹击，斥之为蒙昧，为伪医，然四亿同胞衣食不保，得获西医之益者甚寡，中医犹为人民之所赖。虽然，中国医学日益陵替，乃不可免，势使之然也。呜呼！覆巢之下安有完卵？

　　嗣后，国家新生，中医旋即得以重振，与西医并举，探寻结合之路。今也，中华诸多文化，自民俗、礼仪、工艺、戏曲、历史、文学，以至伦理、信仰，皆渐复起，中国医学之兴乃属必然。

迄今中医犹为国家医疗系统之辅，城市尤甚。何哉？盖一则西医赖声、光、电技术而于 20 世纪发展极速，中医则难见其进。二则国人惊羡西医之"立竿见影"，遂以为其事事胜于中医。然西医已自觉将入绝境：其若干医法正负效应相若，甚或负远逾于正；研究医理者，渐知人乃一整体，心、身非如中世纪所认定为二对立物，且人体亦非宇宙之中心，仅为其一小单位，与宇宙万象万物息息相关。认识至此，其已向中国医学之理念"靠拢"矣，虽彼未必知中国医学何如也。唯其不知中国医理何如，纯由其实践而有所悟，益以证中国之认识人体不为伪，亦不为玄虚。然国人知此趋向者，几人？

国医欲再现宋明清高峰，成国中主流医学，则一须继承，一须创新。继承则必深研原典，激清汰浊，复吸纳西医及我藏、蒙、维、回、苗、彝诸民族医术之精华；创新之道，在于今之科技，既用其器，亦参照其道，反思己之医理，审问之，笃行之，深化之，普及之，于普及中认知人体及环境古今之异，以建成当代国医理论。欲达于斯境，或需百年欤？予恐西医既已醒悟，若加力吸收中医精粹，促中医西医深度结合，形成 21 世纪之新医学，届时"制高点"将在何方？国人于此转折之机，能不忧虑而奋力乎？

予所谓深研之原典，非指一二习见之书、千古权威之作；就医界整体言之，所传所承自应为医籍之全部。盖后世名医所著，乃其秉诸前人所述，总结终生行医用药经验所得，自当已成今世、后世之要籍。

盛世修典，信然。盖典籍得修，方可言传言承。虽前此 50 余载已启医籍整理、出版之役，惜旋即中辍。阅 20 载再兴整理、出版之潮，世所罕见之要籍千余部陆续问世，洋洋大观。

今复有"中医药古籍保护与利用能力建设"之工程，集九省市专家，历经五载，董理出版自唐迄清医籍，都400余种，凡中医之基础医理、伤寒、温病及各科诊治、医案医话、推拿本草，俱涵盖之。

　　噫！璐既知此，能不胜其悦乎？汇集刻印医籍，自古有之，然孰与今世之盛且精也！自今而后，中国医家及患者，得览斯典，当于前人益敬而畏之矣。中华民族之屡经灾难而益蕃，乃至未来之永续，端赖之也，自今以往岂可不后出转精乎？典籍既蜂出矣，余则有望于来者。

　　谨序。

第九届、十届全国人大常委会副委员长

许嘉璐

二〇一四年冬

王 序

中医学是中华民族在长期生产生活实践中，在与疾病作斗争中逐步形成并不断丰富发展的医学科学，是中国古代科学的瑰宝，为中华民族的繁衍昌盛作出了巨大贡献，对世界文明进步产生了积极影响。时至今日，中医学作为我国医学的特色和重要医药卫生资源，与西医学相互补充、相互促进、协调发展，共同担负着维护和促进人民健康的任务，已成为我国医药卫生事业的重要特征和显著优势。

中医药古籍在存世的中华古籍中占有相当重要的比重，不仅是中医学术传承数千年最为重要的知识载体，也是中医为中华民族繁衍昌盛发挥重要作用的历史见证。中医药典籍不仅承载着中医的学术经验，而且蕴含着中华民族优秀的思想文化，凝聚着中华民族的聪明智慧，是祖先留给我们的宝贵物质财富和精神财富。加强对中医药古籍的保护与利用，既是中医学发展的需要，也是传承中华文化的迫切要求，更是历史赋予我们的责任。

2010 年，国家中医药管理局启动了中医药古籍保护与利用能力建设项目。这既是传承中医药的重要工程，也是弘扬优秀民族文化的重要举措，不仅能够全面推进中医药的有效继承和创新发展，为维护人民健康做出贡献，也能够彰显中华民族的璀璨文化，为实现中华民族伟大复兴的中国梦作出贡献。

相信这项工作一定能造福当今，嘉惠后世，福泽绵长。

国家卫生与计划生育委员会副主任

国家中医药管理局局长

中华中医药学会会长

王国强

二〇一四年十二月

王序

二

马 序

新中国成立以来，党和国家高度重视中医药事业发展，重视古籍的保护、整理和研究工作。自 1958 年始，国务院先后成立了三届古籍整理出版规划小组，分别由齐燕铭、李一氓、匡亚明担任组长，主持制订了《整理和出版古籍十年规划（1962—1972）》《古籍整理出版规划（1982—1990）》《中国古籍整理出版十年规划和"八五"计划（1991—2000）》等，而第三次规划中医药古籍整理即纳入其中。1982 年 9 月，卫生部下发《1982—1990 年中医古籍整理出版规划》，1983 年 1 月，中医古籍整理出版办公室正式成立，保证了中医古籍整理出版规划的实施。2002 年 2 月，《国家古籍整理出版"十五"（2001—2005）重点规划》经新闻出版署和全国古籍整理出版规划领导小组批准，颁布实施。其后，又陆续制定了国家古籍整理出版"十一五"和"十二五"重点规划。国家财政多次立项支持中国中医科学院开展针对性中医药古籍抢救保护工作，文化部在中国中医科学院图书馆专门设立全国唯一的行业古籍保护中心，国家先后投入中医药古籍保护专项经费超过 3000 万元、影印抢救濒危珍、善、孤本中医古籍 1640 余种，开展了海外中医古籍目录调研和孤本回归工作。2010 年，国家财政部、国家中医药管理局安排国家公共卫生专项资金，设立了"中医药古籍保护与利用能力建设项目"，这是继 1982 ～ 1986 年第一批、第二批重要中医药古籍整理之后的又一次大规模古籍整理工程，重点整理新中国成立后未曾出版的重要古籍，目标是形成并普及规范的通行本、传世本。

为保证项目的顺利实施，项目组特别成立了专家组，承担咨询和技术指导，以及古籍出版之前的审定工作。专家组中的许多成员虽逾古稀之年，但老骥伏枥，孜孜不倦，不仅对项目进行宏观指导和质量把关，更重要的是通过古籍整理，以老带新，言传身教，培养一批中医药古籍整理研究的后备人才，促进了中医药古籍保护和研究机构建设，全面提升了我国中医药古籍保护与利用能力。

作为项目组顾问之一，我深感中医药古籍保护、抢救与整理工作的重要性和紧迫性，也深知传承中医药古籍整理经验任重而道远。令人欣慰的是，在项目实施过程中，我看到了老中青三代的紧密衔接，看到了大家的坚持和努力，看到了年轻一代的成长。相信中医药古籍整理工作的将来会越来越好，中医药学的发展会越来越好。

欣喜之余，以是为序。

中国中医科学院研究员

马继兴

二〇一四年十二月

校注说明

一、关于作者和成书年代

《鸿飞集论眼科》原撰人及成稿时间现已无考，《中国中医古籍总目》据旧本原题"五代田日华撰"而标定其成书年代下限为不足凭信的公元961年。据《鸿飞集论》序文载称，该书实由明人胡廷用据曾任太医的先祖胡大成家藏传钞本重新编集，于嘉靖三十五年丙辰（1556）交由刘氏日新书堂初刻成书，后复由杨祥吾四知馆据嘉靖本重刻。若据此考之，从胡大成传录书稿至其玄孙剞劂成书，其间约历时120年，这说明原稿的撰成至少当在15世纪中期或更早，刻成年代则与同样初刻于嘉靖间的《银海精微》大致相当，皆早于黄毅所万历三年乙亥（1575）首刻的《眼科龙木论》。

二、关于版本

本书又叫《明目方》（另有同名书，内容异此）、《鸿飞集》《鸿飞集论》、《新编鸿飞集》或《日华子鸿飞集论》，杨祥吾绣梓本则称《太医院传七十二症明目仙方》，《本草纲目》又或误为《飞鸿集》。胡廷用据家藏传钞本刻印此书时，因曾重新编集原稿，故书中还署称其名为《新编鸿飞集论眼科》。本书的嘉靖刊本，现国内外未见有传世者，中医古籍出版社2009年曾据日本国立公文书馆内阁文库馆藏明刊原书出版过影印本，也即本次整理所据底本。

中医古籍出版社影印此书，采用的是什么蓝本，有个至关重要的问题当稍事澄清：影印本卷首有序，根据序文暨序末署称明刊原本最早鎸日新书堂刻于"嘉靖丙辰岁孟秋月吉旦"的记载，以及国内影印时所加"据明嘉靖三十五年刻本影印"的说明，极易使人认为影印本所据蓝本就是嘉靖刻本无疑。然经考校对比，发现影印本虽是根据日藏明刊原版印制而成，但日藏本的卷首还另有一篇署有"太医院传七十二症明目仙方　四知馆杨祥吾梓"字样的扉页，而国内影印本则并无该页。这足可说明我国影印所据的日藏明刊原书恐怕并非嘉靖初刻本，而应是四知馆重梓本才对，重梓本中所以载有嘉靖本序文，显然应是对初刻本内容与格式全面承袭的结果。由于海内外至今未见有本书其他明刊本传世，故有专家断言日人馆藏者已属孤本（前已说明，此当是四知馆本，非如影印者所言为"明嘉靖三十五年刻本"）。中外后世医家对此书屡有钞藏，惜多不署钞缮时间。中国中医科学院善本书库称有《鸿飞集七十二问》清钞本，惜因故无缘借阅，是否清钞，是否足本，内容是否和底本同一，并皆无法确证；上海中医药大学图书馆特藏书《鸿飞集论》邺仙氏钞本，库藏讯息署为"清代钞本"，而《中国中医古籍总目》则称其大致钞成于民国（1937 年），未知何据。邺钞本仅录原书文字而无图，且偶有据文义擅改讹字之举。日本东京都研医会图书馆现馆藏有《鸿飞集论》甲、乙、丙三种钞本，并皆忠实明刊原貌，非但图文并录，对讹脱之处基本都悉遵其旧。其中甲本对部分病种出处加有眉批，对多处讹脱或虫蚀残阙文句也以眉批或旁注作了补苴罅漏的处理，凡补脱纠谬处多朱书其文，互不杂糅，堪称得体。三本中唯丙本标署了钞者姓字及缮写时间，并注明其内容为"全"，对藉以研究明刊本原貌不无裨益。

底本有不少内容互见于《龙木论》和《银海精微》中，说明其彼此间学术渊源深厚。《龙木论》的刊行虽晚于《鸿飞集论》和《银海精微》，然其辑复传钞的历史却可上溯至宋元时期，其学术思想对底本的编撰影响颇深，故此次整理决定选择《龙木论》为主校本，以《银海精微》作参校本，《鸿飞集论》邺仙氏钞本和日钞甲、乙、丙本等则并用为他校本。

三、校勘及注释

本书按要求对版式、文字等做了统一处理，并综合运用"四校法"全面校勘了底本，校勘结果依原则酌出了校记。具体处理方法如下：

1. 底本为繁体字竖排本，今改为简体字横排，凡无歧义的古字和异体字统一改作通行简化字，叠字中所用重文符一律改作本字，药方中"右为细末"的"右"亦全部改作"上"字（含校记引文）。

2. 底本原无目录和标点，整理时，据校注后的正文内容增补目录，加新式标点。

3. 卷首正文前原有无题小序一篇，整理时按体例和内容补"小引"二字作为序题，同时删除了小引之上原有的"新编鸿飞集论眼科　浙江胡氏南渊编集　书林刘氏日新堂刊行"三行25字。

4. 凡校改讹、脱、衍、倒，皆出校说明据改、据补、据删或乙转的依据和理由。

5. 底本校本文辞有异者，底本若误则据改之。底本引文有异于原著或有损原义者，只酌引原著证之，底本引文原则上不作改动。

6. 凡底本校本虚词互异但无损文义，以及径改底本中形近误笔字，原则上不出校记；对底本文辞不误而校本义理更为可取者，则酌出异文校记。

7. 底本的假借字，皆依文献酌出异文校记说明其通假关系，若有必要，同时出具书证。凡偶然出现的假借字皆随文出注，而在病名或药名中反复出现的，皆按现代规范文字或名称统一律正，正文不再出注。如血精、乌精等精并改作睛；防丰改防风；黄岑改黄芩；连乔改连翘；蒺梨、蒺莉并改蒺藜；青相改青葙；黄耆改黄芪；眼脸改眼睑；山枝改山栀；姜蚕改僵蚕；石羔改石膏；膏本改藁本；蝉退、蝉腿并改蝉蜕；充尉、克剌并改茺蔚；水一中等中并改盅。

8. 底本生僻字词或常见字词的生僻音义，皆酌用汉语拼音加同音汉字注音释义；夺脱及漫漶难辨处，凡有文献可证者皆据以补之，若无书证可考或各本互异而无从定夺，则依字数用虚缺号"□"代之，并尽量据文理或医理做了阐释。

9. 底本应载眼病 72 种，今仅存 62 种，经校勘发现后世据以刻钞诸本都有相同夺脱，因疑部分病种在明刊版本中即已然脱佚。此次整理据邺仙氏钞本补入青翳内障、金星翳内障、倒捷拳毛障等十症，助成序文所称"七十有二"之数。然底本本有"拳毛倒睫障"，邺钞本乃重出"倒捷拳毛障"，由于底本原本也有在"打伤损障"后复出"打撞伤损障"的类似情况，故邺钞中不见于底本的十种病症是否确为底本原脱内容，因无从考据而姑仍之。

10. 称引书名，凡不易引发歧义者多用简称。现将使用较频繁的简称书名在此统一说明，正文中不再赘述——神农本草经—本经；太平圣惠方—圣惠方；世医得效方—得效方；明目神验方—神验方；银海精微—银海；秘传眼科龙木论—龙木论；葆光道人秘传眼科龙木集—龙木集；本草纲目—纲目；证治准绳—准绳；秘传眼科七十二症全书—七十二症全书；审视瑶函—瑶函；张氏医通—医通；医宗金鉴—金鉴；鸿飞集论郏仙氏钞本—郏钞本。《鸿飞集论眼科》三种日钞本据原馆藏"鸿飞集论眼科 A、鸿飞集论眼科 B、鸿飞集论眼科 C"的编序方法分别简称为日钞甲本、乙本和丙本，若泛指三书则总称为"日钞各本"。

序

　　夫医之道难言久矣。盖人之眼目，昏暗系焉。粤自上古良医修制药饵，救济生民，何其心欤？盖[①]圣人之心，如天地之心也，浩传岐伯[②]问答眼书，《鸿飞集》之所撰[③]，医科辨[④]七十二症，使天下医者[⑤]览之如九皋[⑥]之鹤，陡[⑦]闻其声而不见其形也。噫！至如浙江胡大成，授太医院御医，得此，家藏录如宝，不私[⑧]其书。今六十一世玄孙[⑨]善志胡廷用传录[⑩]，积其阴德哉，不虚誉此书，岂负"鸿飞集"之名。然惜其方奇验而无[⑪]，难明其眼形相，七十有二，依目附焉。既成于书林[⑫]，如拨云取日，以广其传。天下明医之士，殆无异乎疗善之照、岐

序

一

---

　　① 盖：原残脱，据日钞甲本补。
　　② 也浩传岐伯：五字原残脱，据日钞甲、丙本补。
　　③ 之所撰：三字原残脱，据日钞甲、丙本补。
　　④ 辨：原作"辧"，据日钞甲、丙本改。
　　⑤ 者：原脱，据日钞甲、丙本补。
　　⑥ 九皋（gāo 高）：九折之泽，意指曲折深远的沼泽。皋，《楚辞·离骚》王逸注："泽曲曰皋。"《论衡·艺增》："言鹤鸣九折之泽，声犹闻于天。"
　　⑦ 陡：日钞丙本作"徒"，疑是。
　　⑧ 私：独占，独自拥有。
　　⑨ 六十一世玄孙："玄孙"乃四世孙，叙语恐误。此句疑为序文作者据胡家世系自远祖下推后嗣辈份之语，故当作"六十一世孙"为是，且疑此处"玄孙"之意，当是仅就胡廷用与胡大成之关系而言。
　　⑩ 传录：传抄，转抄。此借指刻印。
　　⑪ 奇验而无：据后文义，"无"后疑夺"图"字。
　　⑫ 书林：古地名，也叫闽书林、闽建书林、建邑书林或艺林等，为今福建省建阳市书坊乡在明代的特称，其地当时书坊林立，故名。

伯之视者也。吁，眼书之稽，在其①兹集欤！其在兹集欤！

时嘉靖丙辰岁②孟秋月吉旦③

浙江南渊胡廷用编集

书林刘氏日新书堂④刊

---

① 在其：据下文当作"其在"。其，岂，难道。

② 嘉靖丙辰岁：公元 1556 年。嘉靖为明世宗朱厚熜的年号。

③ 孟秋月吉旦：孟秋月，农历七月。吉旦，或省称"吉"，又叫朔日，即农历每月初一。也泛指吉利的日子。

④ 日新书堂：又名日新堂，由元后至正年间福建建阳日新书堂堂主刘锦文创办。该堂号曾沿用至清，刻书甚众。

目 录

新编鸿飞集论眼科①

小　引②

　　昔有日华子③，北齐雁门人也。幼年好游猎，忍④一日，同行数人，各执弓矢，出于雁门岭南⑤，见征鸿数只飞过，坠于道傍⑥。日华子各⑦张弓而射之，群雁皆弃所含芦⑧，去⑨书二卷，日华子收之。乃览其文，是昔时黄⑩帝、岐伯问答论眼症⑪书，故曰《鸿飞集论》。黄帝问岐伯曰："人之修身，所禀阴阳之气，一身最贵者，何也？"答曰："超乎哉问。曰所贵者眼也，如天之日月也。"又曰：

---

　　① 新编鸿飞集论眼科：据卷首序文，此书当名《鸿飞集论》或《鸿飞集》，明人胡廷用（字南渊）据先祖家藏传钞本刻印成书时曾重新编集原稿，故此处也称"新编鸿飞集论眼科"。

　　② 小引：二字原无，整理时据内容后加。

　　③ 日华子：年代生平未详，或云唐人，《飞鸿集眼科七十二症》则言为"战国时北齐雁门人"，《纲目·序例上》引掌禹锡云为宋初（四）明人，然"不著姓氏，但云日华子大明"。李时珍按："《千家姓》大姓出东莱。日华子，盖姓大名明也。或云其姓田，未审然否？"

　　④ 忍：日钞各本同。据文义似当作"忽"。

　　⑤ 雁门岭南：指雁门山南边陉南一带。

　　⑥ 傍（páng 庞）：同"旁"。侧，旁边。

　　⑦ 各：《医籍考》卷六八作"又"，义长。

　　⑧ 舍芦：原作"舍庐"，疑因形致误，《眼科精形鸿飞集》作"唧芦"，当是，因据其义径改。

　　⑨ 去：舍弃，丢弃。《墨子间诂·经下》："去、弃义同。"

　　⑩ 黄：原作"皇"，据《素问》《医籍考》卷六八等改。后"黄帝问岐伯曰"句"皇"字同误并改。

　　⑪ 症：《医籍考》卷六八作"证"。

"眼目患者何也？"答曰："酒也，色也，为忧愁之所致，因悲哭之所伤，或食油腻炙①焙，或食五辛，使气荣②肝，肝经损动，久则成诸症。"其眼之疾，种种不同，形壮③各别，皆有虚实正邪。有内外障眼七十二④症开分在后。

五⑤轮八廓论

人之两眼，犹如天地之两曜⑥，视万⑦物，察纤毫，何所不至？日月有一时之晦者，风云雷雨之所至⑧；眼之失明者，四气七情之所害也。大抵眼目为五脏之精华，一身之要冲也⑨。故五脏分五轮，八廓⑩名⑪八卦。五轮者，肝

---

① 炙：原作"灸"，据日钞乙本及文义改。

② 荣：邺钞本作"萦"。荣、萦古字通，旋绕之义。《说文通训定声·木部》："荣，假借又为萦。"

③ 壮：通"状"，形态。《周礼·考工记》："凡铸金之状。"郑玄注："故书状作壮，杜子春云当为状。"

④ 二：原作"一"，据《鸿飞集论·序》"其眼形相，七十有二"句及日藏《鸿飞集》扉页"太医院传七十二症明目仙方"牌记改。

⑤ 五：前面原有"又"字，疑衍，据《银海》卷上"五轮八廓总论"删。

⑥ 曜：原作"懼"，疑为"燿"字因形而误，据《圣惠方》卷三三及《银海》卷上改。

⑦ 万：原作"为"，疑因声致误，据《银海》卷上及日钞甲本改。

⑧ 至：《银海》卷上作"致"。至、致古通。《墨子·明鬼下》："天乃使汤至明罚焉。"毕沅校："至，同致。"

⑨ 冲也：《银海》卷上"冲"作"系"，且无"也"字。

⑩ 八廓：古医家用自然界天地风雷泽山火水八种事物或八卦名称命名的外眼部位或方位的总称，廓乃匡廓护卫之意。

⑪ 名：原字漫漶，据《银海》卷上及邺钞本补。

属木，曰风轮，在眼为黑睛；心属火，曰血轮，在眼为二
眦①；脾属土，曰肉轮，在眼为上下胞；肺属金，曰气轮，
在眼为白睛；肾属水，曰水轮，在眼为瞳仁。至若八廓，
无位有名。大肠腑为天廓，脾胃之腑为地廓，命门之腑为
火廓②，小肠之腑为雷廓，肝③之腑为风廓，膀胱④之腑为
泽廓⑤，胆之腑为山廓，肾之腑为水廓⑥。此⑦为眼目之根
本，而又籍⑧血为胞络，或蕴积风热，或七情之气郁积⑨不
散，上攻⑩眼目，各属五脏所属而变，或肿而痛，羞涩多
泪，或生障膜，昏暗失明。其症七十有二，治之须究其
源，因风则散之，热则生⑪清凉之，气结则调顺之，切不
可轻用针刀钩割，偶得其愈，可有瘥而为迟者⑫，出乎侥

---

① 眦（zī资）：疑与"眥"因形近而误，考《银海》卷上正作"眥"。
眥同"眦"，眼角。

② 腑为天廓……为火廓：三句原漫漶不清，据邺钞本及日钞甲、丙本
补。

③ 雷廓肝：原字漫漶，据日钞丙本补。

④ 腑为风廓膀胱：原字漫漶，据日钞丙本补。

⑤ 泽廓：原字漫漶，据邺钞本及日钞丙本补。

⑥ 肾之腑为水廓：原字漫漶，据《银海》卷上及邺钞本、日钞丙本补。

⑦ 此：原字漫漶，据邺钞本及日钞丙本补。

⑧ 而又籍："而""籍"原漫漶不清，据日钞丙本补。籍，此与"藉"通。

⑨ 之气郁积：原漫漶不清，据《银海》卷上及邺钞本及日钞甲、丙本
补。

⑩ 上攻：原字漫漶，据《银海》卷上及邺钞本、日钞各本补。

⑪ 生：疑衍，日钞甲本及《银海》卷上无此字，义胜。

⑫ 可有瘥而为迟者：《银海》卷上作"或有误而为者"，且与后"出乎
侥幸"句互乙。

幸，则不然①终身之患②。不可③过用清凉之药，恐冰④其血，凝而不流，亦生痼疾，用当量老少气体虚实⑤。又有肾虚者，亦令⑥人眼目无光，或生冷⑦翳，补⑧暖下元，益其⑨肾水。南方人患眼，多是日冒风沙，夜卧热坑，二气交烝⑩，然所之凉药⑪，北方人与南方不同故也⑫。痘疹之后，毒气郁结于肝，而⑬气不能泻，攻发于眼目，伤于瞳仁者，素无法治⑭也。

① 不然：《银海》卷上作"必为"，义胜。

② 患：《银海·五轮八廓总论》"患"后有"也"字。

③ 不可：《银海》卷上作"又不宜"。

④ 冰（níng凝）：原作"水"，据《银海》卷上及邺钞本、日钞丙本改。冰，"凝"的古字，此为冻结、凝涩之意。

⑤ 用当量老少气体虚实："体"字原作"偌"，据邺钞本及日钞甲本改。《银海》卷上此句作"用药当量人之老少，气体之虚实"。

⑥ 令：原作"今"，据《银海》卷上改。

⑦ 冷：原字残破，据《银海》卷上及邺钞本及日钞甲、丙本补。

⑧ 补：《银海》卷上此前有"宜"字，义胜。

⑨ 益其：《银海》卷上作"滋补"。

⑩ 烝：《银海》卷上作"蒸"。蒸、烝古字通。《诗三家义集疏·天保》："蒸正字，烝借字。"

⑪ 然所之凉药："凉"字原漫漶不清，据邺钞本及日钞各本补。《银海》卷上此句作"故使之用凉药"，义长。

⑫ 北方人与南方不同故也：《银海》卷上作"北方之人故与南方之人用药有不同也"。

⑬ 而：原作"二"，疑因声而误，据《银海》卷上改。

⑭ 法治：《银海》卷上二字互乙。

七十二症内外障眼诗诀

内障受病诀歌①

不疼不痛②渐昏朦，薄雾轻烟渐渐浓。

或见蝇飞如③乱出，或出玄蚁④在虚空。

此般状样如何⑤得，肝脏停留热急⑥风。

大叫大啼惊与恕⑦，脑脂流下⑧黑睛中。

初时一眼先昏暗，又后相牵⑨与一同。

万般苦楚空憔悴⑩，只缘肝气不相通⑪。

日久既因⑫全黑暗，时⑬名内障障两瞳。

---

① 内障受病诀歌：此歌与《龙木论》"内障眼根源歌"趋同，然末尾"针者但行……分明复旧根"五联，《龙木论》乃在针内障眼法歌"提师腰带在心安"句后。

② 痛：《内障眼根源歌》作"痒"。

③ 如：《内障眼根源歌》作"花"，义胜。

④ 出玄蚁：《内障眼根源歌》作"如悬蟢"，宜参。

⑤ 状样如何：《内障眼根源歌》作"样状因何"。

⑥ 急：《内障眼根源歌》作"及"，于义为长。

⑦ 恕：《内障眼根源歌》作"怒"，义胜。

⑧ 下：《内障眼根源歌》作"入"。

⑨ 又后相牵：《内障眼根源歌》作"次第相传"。

⑩ 万般苦楚空憔悴：《内障眼根源歌》作"苦口何须陈逆耳"。

⑪ 肝气不相通：《内障眼根源歌》此下有"此时服药期销定，将息多乖及没功"两句。

⑫ 因：《内障眼根源歌》"因"字作"应"，恐是。

⑬ 时：《内障眼根源歌》作"特"，义胜，"時"与"特"疑因形而误。

内障二十有四般，历师会者要推穷①。

妙药救医须尽效，金针一拨胜当空②。

处心将息须尽效，莫遣他时病后纵③。

针者但行贤哲行，恻隐之心是善缘④。

有血莫惊须下手，裹针密室更嫌风⑤。

忽然撞起膜重上，服药三旬略见功⑥。

七日解风须⑦见物，花生水动莫多⑧言。

还睛丸子⑨坚心服，百日分明复旧根⑩。

---

① 内障……要推穷：《内障眼根源歌》及《瑶函》并作"名字随形分十六，龙师圣者会推穷"，义胜。龙师：眼医。传古印度高僧龙树善治眼病，后因指称眼科医家为龙师。

② 妙药……胜当空：《内障眼根源歌》作"灵药这回难得效，金针一拨日当空"。

③ 处心将息……病后纵：《内障眼根源歌》作"强修将息依言说，莫遣仍前病复踪"。《瑶函·内障根源歌》"强修"作"戒慎"，"莫遣"作"如违"，"仍前"作"依前"。

④ 针者……是善缘：恻原作"悧"，据文义改。《龙木论》"针内障眼法歌"原作"针者但行贤哲行，测（恻）隐之情实善缘"，《瑶函》作"针者但行贤哲路，恻隐之心自可还"。

⑤ 有血莫惊……更嫌风：《针内障眼法歌》暨《瑶函》并作"有血莫针须住手，裹封如旧再开看"。参见中篇诗诀"有血莫惊须下手"句注。

⑥ 忽然撞起……略见功：《针内障眼法歌》作"忽然惊振医重卜，服药三旬见朗然"，《瑶函》前句作"忽然惊振医重酌"。《普济方》卷七九"医（醫）""卜"分别作"醫""下"，宜参。醫与"黳"，疑因形而误。

⑦ 风须：《针内障眼法歌》作"封虽"，义胜。须、虽古字通。《敦煌变文集》卷八句道兴《搜神记·行孝第一》："扁鹊遂请入见之，还出，语人曰：'太子须死犹故，可活之。'"《诗词曲语词汇释》卷一："须，犹虽也。"

⑧ 多：《针内障眼法歌》作"他"。

⑨ 丸子：《针内障眼法歌》作"丸散"。

⑩ 针者……分明复旧根：与"中篇诗诀"末尾五联文重。又《龙木论》此段在"针内障眼法歌"文末。

中篇诗诀①

内障图形二四般，学医人子审须看②。

分明一点如星子，下针须可得安痊③。

若得针法动员医，误攒方知疗作难④。

冷热先明虚与实，调和四体得身安⑤。

不然怕下金针法，呕吐劳神医又番⑥。

开锋远近须依诀，针形不可一般般⑦。

病虚胎产兼怀孕，下手因知疗作难⑧。

---

① 中篇诗诀：与《龙木论》"针内障眼法歌"前半段趋同，但部分文句有裁割调整。

② 内障图形……审须看：《针内障眼法歌》作"内障尤（由）来十六般，学医人子审须看"。邺钞本"审须看"作"须审看"，义胜。

③ 分明一点……得安痊：《针内障眼法歌》原作"分明一一知形状，下针方可得安然"。

④ 若得针法……疗作难：《针内障眼法歌》、《普济方》卷七九、《瑶函》卷五并作"若将针法同圆翳，误损神光取瘥难"，因疑"员医""攒"分别为"圆翳"和"损"字之误。

⑤ 得身安：《针内障眼法歌》作"持安然"、《普济方》卷七九作"待平安"。

⑥ 不然……医又番：《针内障眼法歌》《普济方》卷七九等并作"不然气闷连将息，呕逆劳神翳却翻"，疑"医"当作"翳"。番，用同"翻"。又"内障图形……呕吐劳神医又番"与《针内障眼法歌》前段文同而略有删改。

⑦ 开锋……一般般：两句至"还睛丸子坚心服，百日分明复旧源"也见于《针内障眼法歌》。开锋远近须依诀，《针内障眼法歌》作"老翳细针粗薄嫩"，《普济方》卷七九作"老翳细针粗拨嫩"。

⑧ 病虚……疗作难：《针内障眼法歌》原作"病虚新产怀娠月，下手应知将息难"。"作"，邺钞本作"非"。

不雨不风兼吉日，清斋七日①在针端②。

安身定气坚心守③，念善④亲姻莫杂⑤喧。

患者避风将息□，休愁忧累待心宽⑥。

针者但行贤哲行⑦，恻隐之心是⑧善缘。

有血莫惊须下手⑨，裹封依旧再开看⑩。

忽然撞起膜肿上⑪，服⑫药三旬见朗然。

七日解风须⑬见物，花生水动莫多⑭言。

① 七日：《针内障眼法歌》、《普济方》卷七九、《瑶函》卷五并作"三日"。

② 端：《针内障眼法歌》、《普济方》卷七九、《瑶函》卷五并作"前"。

③ 安身定气坚心守：《针内障眼法歌》作"安心定意行医道"。

④ 善：《针内障眼法歌》作"佛"。

⑤ 杂：原字残破漫漶，据邺钞本补。

⑥ 患者……待心宽："□"原漫漶不清，日钞丙本作"肿"，疑为"睡"字因形而误，考邺钞本正作"睡"。《普济方》卷七九"心宽"作"心安"。《针内障眼法歌》两句作"患者向明盘膝坐，提师腰带在心安"。

⑦ 但行贤哲行：原漫漶不清，据《针内障眼法歌》及日钞丙本补。邺钞本前"行"字作"得"。

⑧ 之心是："之"字原残破漫漶，据邺钞本及日钞丙本补。《针内障眼法歌》"心是"作"情实"。

⑨ 有血莫惊须下手：原漫漶不清，据邺钞本及日钞各本补。各钞本"下"字疑误，考《针内障眼法歌》此句作"有血莫针须住手"，于义为长。

⑩ 裹封依旧再开看：原漫漶不清，据日钞丙本及邺钞本补。《针内障眼法歌》《普济方》卷七九"依旧"并作"如旧"。

⑪ 忽然撞起膜肿上："忽然"与"肿"字原漫漶不清，据邺钞本及日钞甲、丙本补。据《针内障眼法歌》"翳重卜"及《普济方》卷七九"翳重下"句，"肿"字似当作"重"，疑其繁体字"腫"与"重"因形近而误。

⑫ 服：原作"眼"，据《针内障眼法歌》及日钞甲、丙本改。

⑬ 风须：参见内障受病诀歌"七日解风须见物"句注。

⑭ 多：参见《内障受病诀歌》"花生水动莫多言"句注。

还睛丸子坚心服①，百日分明复旧源②。

下篇诗诀③

内障金针下了④时，医师言语要深知。

严冬锦裹须包缚，夏月仍嫌忌扇灰⑤。

头眠软枕须安稳，斜卧三朝莫厌迟⑥。

封后忽然微有痛，脑风牵动莫他凝⑦。

或针或烙依经法，痛极仍将艾⑧熨之。

口吐豉椒汤辣厌，胃安神定始相宜。

起则恐因伤怒力，颠番倒卧莫从伊⑨。

七朝薄粥温温服⑩，振⑪着牙关事不宜。

---

① 丸子坚心服："服"字原作"腹"，据《针内障眼法歌》"丸散坚心服"句改。

② 百日分明复旧源：《针内障眼法歌》"源"字作"根"。按诗诀末十句与《内障受病诀歌》末尾文重，注已见前，此从略。

③ 下篇诗诀：出《龙木论》"针内障眼后法歌"，文辞稍有删削增改。

④ 下了：《针内障眼后法歌》作"针了"。

⑤ 严冬……忌扇灰：锦，疑当作"绵"。《针内障眼后法歌》此句作"绵包黑豆如毬子，眼上安排绵系之"。

⑥ 头眠软枕……莫厌迟：《针内障眼后法歌》作"头安枕上（一本作豆）须要稳，仰卧三朝莫厌迟"。

⑦ 凝：《针内障眼后法歌》作"疑"，义胜。

⑧ 艾：《针内障眼后法歌》作"火"。

⑨ 口吐豉椒……莫从伊：《针内障眼后法歌》原作"拟吐白梅含咽汁，吐来仰卧却从伊。起则恐因遭努力，虽然稀有也须知"。伤怒力，《普济方》卷七九、《准绳·七窍门上》、《瑶函》卷五等并作"遭努损"。番，通"翻"。

⑩ 薄粥温温服：《针内障眼后法歌》作"豉粥温温食"。

⑪ 振：《针内障眼后法歌》作"震"。震、振古通。《潜夫论·述赦》："帝乃振怒。"汪继培笺："振，震，古字通。"

七十二症内外障眼诗诀 ——九

大小便时须缓缓，毋令自去要扶持①。

高声嗽叫兼因气，惊动睛轮认见知②。

收心莫忆阴阳事，夫妇恩情切断离③。

一月不须淋洗睑④，针痕湿着痛微微⑤。

五七略知睛翳去，服药并除病去基⑥。

七十二症诗诀终

---

① 毋令自去要扶持："去"字疑误，《针内障眼后法歌》《普济方》卷七九并作"毋令自起与扶持"，义胜。

② 高声嗽（hǎn 罕）叫……认见知：《针内障眼后法歌》作"高声叫唤言多后，惊动睛轮见雪飞。如此志心三十日，渐渐出外认亲知"。"嗽"字原漫漶不清，据邺钞本补。嗽义同"喊"，呼叫。"认见"，《针内障眼后法歌》作"认亲"，疑"见"字与"亲"的繁体"親"因形致误。

③ 收心……切断离：《针内障眼后法歌》作"狂心莫忆阴阳事，夫妇分床百日期"。

④ 淋洗睑：《普济方》卷七九、《准绳·七窍门上》并作"临洗面"。

⑤ 湿着痛微微：《普济方》卷七九作"须妨湿微微"。《针内障眼后法歌》"微微"作"凝凝"。

⑥ 五七……病去基：《针内障眼后法歌》作"五辛酒面周年断，服药平除病本基"。

冰霞翳障①

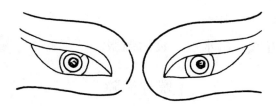

阴一阳一②

问曰：人之患眼冰霞翳者，何也？

答曰：此眼患③之时，皆因肺脏热在肝④，肝家受风，常发热不定，致令乌睛渐渐生翳，白色，浓淡如水之相⑤。不宜镰洗⑥钩割，宜服茺蔚子散。

---

① 冰霞翳障：又名冰瑕障、冰瑕翳、冰壶清月等。一种黑睛疾患愈后遗留的菲薄透明而光滑的瘢痕翳障。《准绳·七窍门上》："冰瑕翳证，薄薄隐隐，或片或点，生于风轮之上，其色光白而甚薄，如冰上之瑕。"

② 阴一阳一：一种用以吹治外障翳膜的阴丹和阳丹的调配比例。《瑶函》卷六："所制阴阳二丹，无独用之理，所谓孤阴不生、孤阳不长之义。""合时有轻重缓急之分，而有病轻则轻、病重则重之法也，如用者须当斟酌"。《银海》卷下："卷云丹，即阴丹也。""卷云丹，以阴阳动静用之，或可加可减，斟酌膜之厚薄、翳之远近，假如年久翳膜厚者，加以阴丹减阳丹；若使翳膜薄者，或乍发不久者，又加以阳丹减以阴丹"。该书《合丹日切要法》有"九一丹九匙阳丹、一匙阴丹，二八丹八匙阳丹、二匙阴丹，三七丹七匙阳丹、三匙阴丹，四六丹六匙阳丹、四匙阴丹"等具体调配比例。后准此。

③ 眼患：邺钞本"眼"下有"初"字，据前后文例，当是。

④ 在肝：二字疑衍。

⑤ 水之相：邺钞本作"冰之状"，据底本"人之患眼冰霞翳者"句度之，作"如冰"当是。

⑥ 镰洗：也称镰或镰洗术，一种用锋针或外表粗糙的器物轻刺或刮磨眼病部位的治病法。

宜服①茺蔚子散

防风　荆芥　黑参②　细辛　大黄　枳壳　芒硝各一两
赤芍一两半

每服五钱，白水煎，食后温服。

玉翳浮满障③

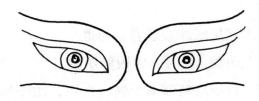

用阴五阳五

问曰：人之患眼，玉翳浮满者，何也？

答曰：此眼初患之时，皆因毒攻入脑，壅热在肝隔④之间，致使眼中或肿或痛，渐渐生白膜，遮满乌睛，凝⑤如玉色，血根略少，不宜镰洗，宜服退翳汤⑥。

① 宜服：二字疑涉前句而衍。
② 黑参：玄参的别称，出《御药院方》"摩挲丸"等方。
③ 玉翳浮满障：《龙木论》"满障"作"瞒外障"。又名玉翳外障、玉翳浮瞒、玉翳遮睛或玉翳浮睛等。满，义同"瞒"，上睑低垂。此为遮蔽、蔽覆之意。《银海·玉翳浮瞒》："初则红肿，赤脉穿睛，渐渐生白翳膜，初时如碎米，久则成片遮瞒乌睛，凝结如玉色，名曰玉翳遮睛。"
④ 隔：同"膈"。《说文通训定声·阜部》："隔，字亦作膈。"
⑤ 凝：原作"疑"，据文义及日钞甲、丙本改。
⑥ 退翳汤：《龙木论》卷三作"退翳散"，药味同此。

退翳汤

石决明　车前子　黄芩　大黄　细辛　防风　赤芍①
各一两

上为细末，每服三钱，食后清茶下。

拳毛倒睫障②

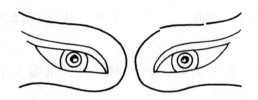

用夹，看膜厚薄③

问曰：人之患眼拳毛倒睫者，何也？

答曰：此眼初患之时，皆因脾肺壅热，致使上睑皮常
肿，眼赤涩难开，羞明怕日，常以手攀④，致令⑤上睑皮渐
长，睫毛倒入，磨察⑥乌睛，渐生白膜，遮满瞳仁。宜镰

---

　①　赤芍：《龙木论》卷三作"芍药"。
　②　拳毛倒睫障：又名倒睫拳毛、睫毛倒拳、倒睫拳挛等。《准绳·七窍
门上》："倒睫拳毛，眼睫毛倒卷入眼中央是也。"按邺钞本"掩月翳内障"
后另有"倒睫拳毛障"症，文辞述病与此有异。
　③　看膜厚薄：即按照翳膜的厚薄和病变时间久暂确定不同丹药配制比
例。参见冰霞翳障"阴一阳一"注。
　④　以手攀：疑"攀"与"摩"字因形而误，《龙木论》卷四"以手攀"
正作"以手揩摩"，宜从。
　⑤　令：原作"冷"，据邺钞本及日钞乙、丙本改。
　⑥　磨察：据《银海》卷上"摩擦瞳仁"句度之当作"摩擦"。磨，摩
古字通。《广雅疏证·释诂三》："磨与摩同。"

洗，夹起上眼皮。先服细辛汤，后服补肝丸。

细辛汤

细辛　防风　知母　蒬蔚子各一两　大黄　桔梗　黑
参　黄芩　芒硝各一两

每服五钱，水一盅，食后温服。

补肝丸

山药二两　五味　人参　茯苓　细辛　泽泻　黄芩各
一两

上为末，炼蜜为丸，如梧桐子大，每服五十丸，空心
盐汤送下。

睑生风粟障①

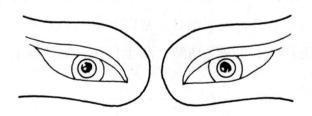

宜镰洗，粟平，用阳二阴八

问曰：人之患眼睑生风粟者，何也？

---

① 睑生风粟障：又名睑生风粟、粟眼、粟疮或睑生风粟外障等。《银
海》卷上："睑生风粟者，睑间积血年久……致令胞睑之间渐生风粟如米，
甚如杨梅之状，摩擦瞳仁，黑睛有翳。"

答曰：此眼初患之时，皆因肺脏积热，肝家有风①，充②则肿涩，致使睑内如粟米相似，擦③睛珠泪出涩痛，年久生膜渐暗加昏。宜洗出血。先服除风汤，后服退热饮。

除风汤

防风　大黄　犀角　知母　黄芩　黑参　桔梗　羚羊角各一两　芒硝五钱④

每服五钱，水一盏，食后温服⑤。

退热饮⑥

茺蔚子　人参　知母　五味　大黄　芒硝　车前子各一两

每服六钱，水一盏，食后温服⑦。

---

① 肺脏积热肝家有风：《龙木论》卷四作"肺脏壅毒，大肠积热，肝家有风"。

② 充：原作"允"，邺钞本及日钞丙本并作"充"，义胜，因据改。

③ 擦：原作"察"，据文义及《银海》卷上"摩擦瞳仁"句改。

④ 防风……芒硝五钱：《龙木论》同名方防风用量为二两，桔梗、羚羊角各一两半，且无"芒硝五钱"四字。

⑤ 每服五钱……温服：《龙木论》作"上为末，以水一盏，散一钱，煎至五分，空心取（去）渣温服"。

⑥ 退热饮：疑由《龙木论》退热饮子减"茯苓一两"而成。

⑦ 每服六钱……温服：《龙木论》作"上为末，以水一盏，散一钱，煎至五分，食后取（去）粗温服"。

血翳包睛障①

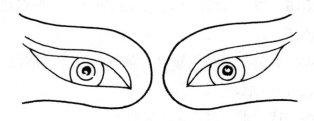

用阴五阳五，若有瘀血，宜镰洗。

问曰：人之患眼，血翳包睛②者，何也？

答曰：此眼初患之时，皆因心经发热，肝脏虚劳受邪③，致令赤脉臛胲，上如赤肉之像④，名⑤曰血翳包睛。看上下睑，有瘀血宜镰洗，先服活血汤，略退后服拨云散。

---

① 血翳包睛障：一种目睛瘀血的眼病，又叫彩云捧日，多由肝肺壅热或心火炽盛等所致，症见赤脉簇聚状如翳膜，自四周入侵而遮蔽黑睛等。《银海》卷上："眼中赤涩，肿痛泪出，渐有赤脉通睛，常时举发，久则发筋结厚，遮满乌睛，如赤肉之相，故名曰血翳包睛。"

② 人之患眼，血翳包睛：《银海》卷上作"人之患血翳遮两睛"。

③ 受邪：《银海》卷上作"受邪热"。

④ 致令赤脉臛胲……之像：《银海》卷上作"致令眼中赤涩，肿痛泪出，渐有赤脉通睛，常时举发，久则发筋结厚，遮满乌睛，如赤肉之相"。"臛胲"之义未明，邺钞本作"攀"。臛，字书未见，疑或为"曒（jiào 教）"之讹字，考日钞甲本正作"曒"。《类篇·目部》："曒，咨盈切，目暝。又子肖切，瞑目也。"胲（hé 核），《字汇·肉部》："胲，胡得切，音劾，肉也。"《玉篇·肉部》："胲，下革切，肉也。"疑臛胲乃以状结突如肉的赤脉簇聚之象。

⑤ 名：《银海》卷上此上有"故"字。

活血汤①

黄芩　防风　菊花　栀②子　赤芍　白蒺藜③各一两
甘草　大黄各一两　连翘二两半　藁本　桔梗　薄荷各一两半

每服六钱，水一盏，食后温服。

活血汤

当归　生地黄　赤芍　川芎　羌④活　薄荷　连翘
苍术⑤　黄芪⑥　大黄各一两半

每服六钱，水一盏煎，食后温服。

逆顺生翳障⑦

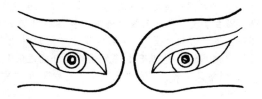

---

①　活血汤：与下方重名，且较《银海》卷下拨云散仅缺"密蒙花"，因疑三字或为"拨云散"之误，考邺钞本此症首方正作"拨云散"。据上文"略退后服拨云散"句度之，邺钞作"拨云散"恐是，然两方当互乙。

②　栀：原作"技"，疑为"枝"形近误笔字，据文义暨《本经》改。

③　藜：原脱，据《银海》卷下拨云散补。

④　羌：原作"姜"，日钞丙本作"羌"，义胜，因据改。

⑤　术：原作"木"，据文义及日钞乙、丙本改。

⑥　芪：原作"老"，据邺钞本及日钞丙本改。

⑦　逆顺生翳：又名逆顺生翳外障或逆顺障证。《龙木论》卷四："因五脏虚劳，风热冲入肝膈之间，渐渐生翳，或从上生向下，或从下生向上，名曰逆顺障。"《得效方》卷十六："翳自上而生下者为逆，自下生上者为顺。"《准绳·七窍门上》："凡见风轮际处，由白珠而来无数粗细不等赤脉，周遭圈圆侵入黑睛，黑睛上障起昏涩者即此证。"

用阴五阳五

问曰：人之患眼，逆顺生翳者，何也？

答曰：此眼初患之时，皆因五脏虚劳生风热，充于肝隔之间①，时常赤肿，渐生翳膜。或从下生上②，或从上生下，上下渐生灌交，甚则敝于③如拏④肉，厚⑤者瞳仁生⑥翳，若白红者，□起根之□拏肉⑦，厚者若稀薄如珠，脉安晴⑧，不宜钩刈⑨。先服补劳人参丸，后服知母饮⑩。

补劳人参丸

人参　熟地⑪　山药　茯苓　防风　桔梗　木香　细

---

① 皆因五脏……之间：《龙木论》卷四作"皆因五脏虚劳，风热冲入肝膈之间"。隔、膈古字通。参见玉翳浮满障"壅热在肝隔之间"句注。充，通"冲"。如圆翳内障"肝风充上"，浮翳内障作"肝风冲上"；逆顺生翳症"充于肝隔之间"，《龙木论》卷四正作"风热冲入肝膈之间"。《说文通训定声·儿部》："充，假借又为冲。"后"上充""充冒"和"充入眼内"等并准此。

② 上：原脱，据后文"或从上生下"及《龙木论》卷四"或从上生向下，或从下生向上"句补。

③ 敝于：邺钞本"敝"作"蔽"。《集韵·祭韵》："敝，通作蔽。"于，用同"之"。《经传释词》卷一："于，犹之也。"

④ 拏：邺钞本作"努"，拏、努皆从"奴"声，古并通"胬"。

⑤ 厚：原字漫漶，据邺钞本及日钞各本补。

⑥ 生：原字漫漶，据邺钞本及日钞各本补。

⑦ □起根之□拏肉：邺钞本及日钞乙、丙本此句并作"仍起根之如努肉"，日钞甲本"之如"作"之交"。

⑧ 上下渐生……脉安晴：文义似有不属，《龙木论》卷四无此语。邺钞本"安"字作"穿"，义胜。

⑨ 不宜钩刈（yì 易）：《龙木论》卷四作"亦用钩割熨烙，点膜，去除晕膜"。刈：割。

⑩ 饮：《龙木论》卷四此下有"子"字，后"知母饮"方名同。

⑪ 熟地：《龙木论》卷四同名方作"干地黄"。

辛　桂心各一两①

知母饮②

知母　茺蔚子　车前子各三两　桔梗　大黄　黄芩
五味子各一两

每服五钱，水一盏煎，食后温服③。

钉翳外障④

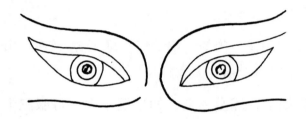

用阴三阳七

问曰：人之患眼，钉翳外⑤者，何也？

---

① 一两：《龙木论》此下有"上为末，炼蜜为丸如桐子大，空心茶下
十丸"十七字。

② 知母饮：出《龙木论》卷四，原方"饮"后有"子"字。

③ 每服五钱……温服：《龙木论》卷四作"上为末，以水一钟，散一
钱，煎至五分，食后去渣温服"。

④ 钉翳外障："钉"原作"打"，《圣惠方》卷三三及《得效方》卷十
六皆作"丁"，据《龙木论》卷四、《普济方》卷八十及邺钞本改。下"钉翳
外者"句中"打"字并改。打、钉、丁古字通。又名钉翳、钉头翳、钉翳根
深外障或风轮钉翳等。《龙木论》卷三言其"睛上有翳，如钉头子相似"，故
名。《普济方》卷八十："心脏积热，热乘于肝，熏发结聚，故为钉翳。"《眼
科锦囊》卷二："此证星翳中之恶证……原因梅毒而所发之焮肿眼后多有
之。"

⑤ 外：据病名及前后文例，"外"后疑夺"障"字。

答曰：此眼初患之时，皆因肝家积热在心经①，虚火上炎，致使赤泪出，羞②明怕日疼痛，眼中渐白，翳如铁钉似像③，重则痛肿。宜服除热饮，后服定心丸④。

除热饮⑤

黄芩　黑参　桔梗　知母　芒硝各一两⑥　防风　茺蔚子　大黄各一两

每服四钱，水一盅煎，食后温服⑦。

镇⑧心丸

远志　人参　茯苓　柏子仁　细辛各一⑨两　山药　茺蔚子　车前子各一两

共为细末，炼蜜为丸，如梧桐子大。每服三十丸，清茶送下⑩。

---

① 皆因肝家积热在心经：《龙木论》卷三述本症病因为"此是热毒在于肝心"。《普济方》卷八十"目生钉翳"亦云："夫肝心二脏久积热毒，攻发于目，能生钉翳"。

② 羞：原作"着"，疑因形而误，据文义及邺钞本、日钞丙本改。

③ 眼中……似像：《龙木论》卷三作"睛上有翳，如钉头子相似"。邺钞本"似像"作"之象"，义胜。

④ 宜服除热饮，后服定心丸：《龙木论》卷三作"宜服除热饮子、镇心丸即瘥"。

⑤ 除热饮：据药考之，此方疑由《龙木论》卷三除热饮子易名而成。

⑥ 一：《龙木论》卷三作"二"。

⑦ 每服四钱……食后温服：《龙木论》卷三作"上为末，以水一盏，散一钱，煎至五分，每日空心，食后去渣温服"。

⑧ 镇：原作"定"，据《龙木论》卷三方名改。

⑨ 一：《龙木论》卷三作"二"。

⑩ 共为细末……清茶送下：《龙木论》卷三作"上，捣罗为末，炼蜜为丸如桐子大，空心茶下十丸"。

赤膜下垂障①

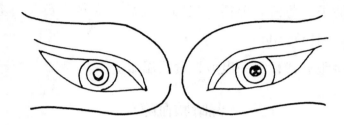

用阴三阳七

问曰：人之患眼赤膜下垂者，何也？

答曰：此眼初患之时，忽然赤涩出②，肿痛发歇，年深③，黑睛上边渐生赤膜垂下，如红霞之像④，覆⑤盖乌珠。宜镰洗，先服修肝散，后服清凉散。

修肝散⑥

栀子　苍术　薄荷　羌活　防风　当归　赤芍　麻黄

连翘　黄芩各一两　甘草五钱　大黄体虚用五钱，盛者一两

---

①　赤膜下垂：又名垂帘膜、垂帘翳或眼赤膜下垂外障等，症见眼中赤脉密集如膜，从黑睛上缘垂向黑睛中央，甚者遮蔽黑睛。《龙木论》卷六："初患之时，忽然赤涩，泪下痛痒，摩隐瞳仁，黑睛渐生翳障，赤膜下垂，直覆眼睛。"

②　出：邺钞本作"出泪"，宜参。

③　深：原字残破漫漶，据邺钞本补。

④　像：形象。古或作"象"。《集韵·养韵》："像，通作象。"

⑤　覆：原作"复"，据文义改。

⑥　修肝散：《银海·风轮钉翳》同名方中有菊花、木贼，且各药不著分量。

每服六钱，水一盏煎，食后温服①。

清凉散

栀子　薄荷　羌活　当归　连翘　大黄　黄芩　赤芍
各一两　甘草三钱

每服五钱，水一盏煎，食后温服。

漏睛脓血障②

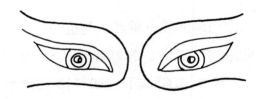

问曰：人之患眼，漏睛脓血者，何也？

答曰：此眼初患之时，惟有头痛③昏闷，四肢劳倦，

---

① 每服六钱……食后温服：《银海》修肝散作"上，各等分为末，每服二钱，食后蜜水调下。或煎，日进二三服"。

② 漏睛脓血障："漏"原作"漓"，《字汇补·水部》云"漓与偏同"，文义不属，日钞丙本作"偏"、邺钞本作"遍"，疑并误。考《得效方》《神验方》和《龙木论》等并有"漏睛脓出"症，"漓"与"漏"，疑由形近而误，因据改。下"人之患眼漏睛脓血者"句同误并改。又名脓漏、漏睛、漏睛眼、目脓漏疾、漏睛脓出外障或热积必溃之病等。《得效方》卷十六："漏睛脓出，眦头结聚生疮，流出脓汁，或如涎水黏睛上下，不痛，仍无翳膜。"《原机启微》卷上："内眦穴开窍如针目，按之则沁沁脓出。"

③ 惟有头痛：《龙木论》卷四作"微有头旋"。

五脏多积热①壅毒，遂令生疮枋②眼内，或流脓水，或流清水③，皆因④脑热所作⑤，渐加昏暗⑥。宜服阴风黄芪汤⑦。

黄芪汤⑧

人参　茯苓　大黄各一两　知母二两　黄芪两半　防风地骨皮　远志⑨

每服五钱，水一盏，食后温服⑩。

血灌瞳仁障⑪

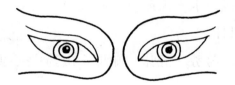

① 热：《龙木论》卷四作"风气"。

② 枋：疑为"於"之讹字，考《龙木论》卷四正作"疮出于眼中"。《尔雅·释诂上》："爰，於也。"郝懿行义疏："於与于同。"

③ 或流脓水，或流清水：《龙木论》卷四作"或流清涎"。

④ 因：《龙木论》卷四作"是"。

⑤ 作：《龙木论》卷四此下有"虽然不痛"四字。

⑥ 暗：《龙木论》卷四此下有"切宜补治"四字。

⑦ 宜服阴风黄芪汤：《龙木论》卷四作"服治风黄芪汤即瘥"。

⑧ 黄芪汤：据文末方名，"黄"前疑夺"阴风"二字。《龙木论》卷四作"治风黄芪汤"。

⑨ 防风……远志：三药原无分量，《龙木论》治风黄芪汤为各一两。

⑩ 每服五钱……食后温服：《龙木论》卷四作"上为末，以水一盏，散一钱，煎至五分，取（去）渣温服"。

⑪ 血灌瞳仁障：又名血灌瞳神、血灌瞳仁外障或血灌瞳仁内障等。《准绳·七窍门上》："血灌瞳神证，谓视瞳神不见其黑莹，但见其一点鲜红，甚则紫浊色也。病至此，亦甚危且急矣。"

用朱砂①止②痛膏

问曰：人之患眼，血灌瞳仁者，何也？

答曰：此眼初患之时，忽因外物刺③着，致④令疼痛难开，致使三焦⑤壅热，故积⑥灌瞳仁，后乃失明。先宜服止痛没药散，后服坠血明目圆⑦，合用朱砂定痛膏，服本三方。

没药散⑧

血竭⑨　没药各二两　大黄　芒硝各两半

每服三钱，水一盏煎，食后温服⑩。

坠血明目圆⑪

石决明　芎䓖　五味　知母　山药⑫各一两　细辛　人参各两半

---

①　朱砂：后文暨日钞各本原皆作"珠砂"，据文义改。

②　止：据后文及"痛如针刺障"所载朱砂定痛膏方，疑"止"当作"定"。

③　因外物刺：《龙木论》卷五作"被物误刺"。

④　致：原作"到"，据文义及邺钞本改。

⑤　焦：原作"进"，据文义及邺钞本改。

⑥　积：邺钞本作"血"，宜参。

⑦　服坠血明目圆："服"字原作"以"，"圆"字原脱，并据《龙木论》卷五改补。圆，古用同"丸"。《普济本事方》卷一真珠圆："上为细末，炼蜜为圆。"

⑧　没药散：《龙木论》卷五作"止疼痛没药散"。

⑨　竭：原作"结"，据《龙木论》止疼痛没药散"麒麟竭"改。

⑩　每服三钱……食后温服：《龙木论》卷五作"上，捣罗为末令细，食后热茶调下一钱"。

⑪　圆：原夺脱，据《龙木论》卷五坠血明目圆补。参见本页注"⑦"。

⑫　山药：《龙木论》坠血明目丸作"干山药"。

上为细末，炼蜜①为丸②，如梧桐子大，每服三十丸，清茶送下。

胞肉胶凝障③

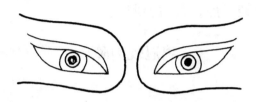

问曰：人之患眼，胞肉胶凝者，何也？

答曰：此眼初患之时，皆因脾胃伏④热，隔风⑤充入，眼胞内有肉⑥，初即⑦如麻如米⑧，久则上面皆破，如桃李之像⑨，磨令瞳仁生膜，治之须番出里面，针镰洗出瘀

---

① 蜜：原作"密"，据文义改。

② 丸：原脱，据文义补。

③ 胞肉胶凝障："肉"原作"内"，据《得效方》《神验方》及日钞甲、丙本"胞肉胶凝"症改。又名胞肉凝脂、胞肉胶黏或胞肉胶凝外障等。《得效方》卷十六："胞肉胶凝，眼胞皮肉有似胶凝，肿高如桃李者，时时出热泪。"《古今医统·胞肉凝脂》："久则眼胞内生肉翳如粟米，破烂如桃胶之象。"

④ 伏：《龙木论》卷四作"积"。

⑤ 隔风：邺钞本作"膈风"。

⑥ 眼胞内有肉：《龙木论》卷四作"胞睑有肉"。

⑦ 即：《龙木论》卷四作"时"。

⑧ 如麻如米：《龙木论》卷四作"小如麻米"。

⑨ 久则……桃李之像：《龙木论》卷四作"年多渐长，大如桃李之状"。

血①，后点退毒膏②。

细辛汤③

细辛　人参　茯苓　黑参　五味　车前子各一两　防风　地骨皮各二两

每服三钱，煎，食后温服④。

鸡冠蚬肉障⑤

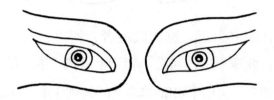

宜钩刈，至口中津液调点刈处，阴七阳三。

---

① 治之……洗出瘀血：《龙木论》卷四作"里边宜令针出血，然后镰洗瘀血"。番，通"翻"。翻转。《说文字通》卷二："番音贩，与翻音同义。"

② 退毒膏：药味未详。《龙木论·胞内（肉）胶凝外障》所用点药方为摩翳散。

③ 细辛汤：原见《龙木论·胞内（肉）胶凝外障》。

④ 每服三钱……温服：《龙木论》卷四作"上为末，以水一盏，散一钱，煎至五分，食后去渣温服"。

⑤ 鸡冠蚬（xiǎn 显）肉：蚬原作"现"，据《得效方》《神验方》《龙木论》《银海》等"鸡冠蚬肉"症改。又名奚魁蚬肉、鸡冠蚬肉外障。蚬，淡水中或河流近海处一种软体动物，介壳圆形或心脏形，肉似鸡冠。《得效方》卷十六："翳生在睑内，如鸡冠蚬肉，或青或黑，须翻出看之，阻碍痛楚，怕日羞明。"《准绳·七窍门上》："多生睥眦之间，然后害及气轮而遮掩于目。"

问曰：人之患眼，鸡冠蚬肉①，何也？

答曰：此眼初患之时，皆因脾胃积热，脾家②受风，渐重入脑③，致眼内生肉翳④，如鸡冠蚬肉之像⑤，钩刈至尽，先服抽风汤，后服芜蔚子丸⑥。

抽风汤

防风三两　桔梗　大黄　细辛　黄芩　黑参　芒硝车前子各一两⑦

芜蔚子丸

芜蔚子　山药⑧各二两　人参　茯苓　大黄　黑参⑨石决明　熟地黄各两半⑩

上为细末，炼蜜为丸如梧桐子大，每服三十丸，清茶送下⑪。

---

①　蚬肉：原作"现内"，据《得效方》卷十六及日钞甲、丙本改，下"如鸡冠中蚬肉之像"句"现"字同误并改。

②　脾家：《龙木论》卷四作"肝脏"。

③　渐重入脑：《龙木论》卷四作"渐渐入眼"。

④　致眼内生肉翳：《龙木论》卷四作"致生翳膜如鸡冠蚬肉"。

⑤　像：通"象"。《集韵·养韵》："像，通作象。"

⑥　钩刈……芜蔚子丸：《龙木论》卷四作"宜令钩割镰洗熨烙，然后宜服抽风汤、除热芜蔚丸即瘥"。

⑦　黄芩……各一两：《龙木论》卷四作"黑参、黄芩、芒硝、车前子各一两半"，且后有"上为末，以水一盏，散一钱，煎至五分，食后去渣温服"二十字。

⑧　芜蔚子山药：《龙木论》卷四作"芜蔚子、人参、干山药"。

⑨　黑参：《龙木论》卷四此下有"黄芩"。

⑩　茯苓……熟地黄各两半：《龙木论》卷四作"茯苓、石决明、大黄、黑参、黄芩各一两，干地黄一两半"。

⑪　每服三十丸，清茶送下：《龙木论》卷四作"空心茶下十丸"。

黑翳如珠障^①

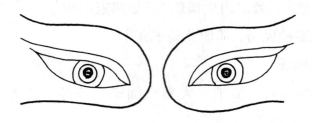

用阴四阳六

问曰：人之患眼，黑翳如珠者，何也？

答曰：此眼初患之时，皆因肝家积热，肾虚，子母俱劳，毒风入眼^②，致使冷痛，泪出不开^③，乌睛上边生黑翳，突起如黑珠子相似^④。宜服除风汤，后服补肾丸。

除风汤^⑤

五味　细辛　大黄　知母　芒硝　防风各二两

每服三钱，水一盅煎，食后温服。

---

　　① 　黑翳如珠障：又名黑翳如珠或黑翳如珠外障。《龙木论》卷三言本症"有翳如黑珠子在黑睛上"，故名。《银海》卷上："水轮突起，黑翳如豆如珠，大小不定，撑起眼胞，磣涩碍人眼睛，难以运动。"

　　② 　皆因肝家……入眼：《龙木论》卷三作"如是大人患者，肝肾俱劳，毒风入眼"。

　　③ 　致使冷痛，泪出不开：《龙木论》卷三作"忽然疼痛难忍，泪出不开"。

　　④ 　乌睛……黑珠子相似：《龙木论》卷三作"有翳如黑珠子在黑眼上"。

　　⑤ 　除风汤："睑生风粟障"有同名方，组成为"防风、大黄、犀角、知母、黄芩、黑参、桔梗、羚羊角各一两，芒硝五钱"，与此颇异。本方疑由《龙木论》卷三"除风汤"减黄芪、芜蔚子、桔梗加知母、芒硝而成。

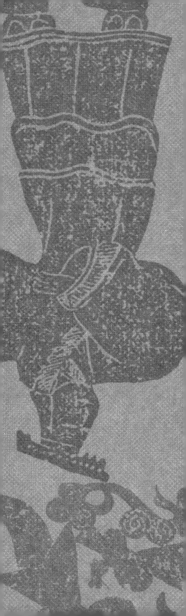

牛刀醒蹑到牛国中

补肾丸①

人参　茯苓　细辛　桔梗　山药　青葙子　熟地各
等分

上为细末，炼蜜为丸，如梧桐子大，每服三十丸，清
茶送下。

膜入水轮外障②

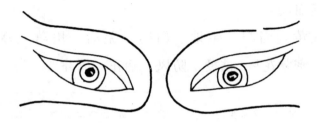

若常有痛，用阴五阳五吹。

问曰：人之患眼，膜入水轮外③者，何也？

答曰：此眼初患之时，肝脏虚劳，发歇作时，年久则

---

① 补肾丸：《龙木论·黑翳如珠外障》有同名方，组成为人参、茯苓、
五味子、细辛、肉桂、桔梗各一两，山药、柏子仁各二两半，干地黄一两半。

② 膜入水轮外障："水"原作"冰"，据《得效方》《龙木论》及日钞
甲本、日钞丙本、邺钞本等改。又名膜入水轮、膜入瞳神或风轮赤豆等，为
一种翳膜侵及瞳神的眼病。《金鉴》卷七七："膜入水轮者，因黑白睛上生疮
而起，愈后疮痕不没，渐生翳膜，侵入水轮。"

③ 外：据上病名，此下当有"障"字。

乌睛生疮①，好变为白翳②，渐入水③轮，此乃气满致使然也④。若血根有痛，血筋⑤难治，初发合用退血饮⑥，后用活血汤，收功乃镇心丸。

退热饮⑦

防风　茺蔚子　黄芩　桔梗各二两　五味　大黄　细辛各一两

每服三钱，水煎食后温服。

活血汤⑧

大黄　当归　生地　白芍　羌活　川芎　蔓京子⑨细辛　密蒙花⑩　桔梗　防风　菊花　荆芥

---

① 肝脏……乌睛生疮："乌"原作"鸟"，据文义改。《龙木论·膜入水轮外障》作"肝脏积热，虚劳年多，发歇有时，睛上有疮"。

② 好变为白翳：邺钞本"好"字作"后"，义长，"好"与"后"，疑因声转致误。《龙木论·膜入水轮外障》此句作"瘹后更生障翳"。

③ 渐入水：原作"斩入冰"，据《龙木论·膜入水轮外障》及邺钞本改。

④ 此乃气满致使然也：《龙木论·膜入水轮外障》作"因大肠壅滞致使然也"。

⑤ 筋：邺钞本及日钞甲本并作"筋"，义胜。

⑥ 退血饮：《龙木论·膜入水轮外障》作"退热饮子"。据下"退热饮"方名，疑"血"当为"热"字之误。

⑦ 退热饮：疑本方即《龙木论》卷三退热饮子减黑参而成。

⑧ 活血汤："血翳包睛障"下同名方药味异此。

⑨ 蔓京子：《本草经集注》作"蔓荆子"，京、荆古字通。《文选·始安郡还都与张湘州登巴陵城楼作》诗："前瞻京台圃。"李善注："《说苑》曰：'楚昭王游于荆台，司马子期谏曰：荆台左洞庭，右彭蠡。'荆，或为京。"

⑩ 密蒙花："密"原作"畜"，疑因形而误。《希麟音义》卷八"蚊蚋"注："蚊，俗又作畜"。邺钞本作"蜜"，并误。考《开宝本草》原作"密蒙花"，因据改。

镇心丸①

石决明　人参　大黄各一两　远志　山药②　防风
山半③

上为细末，炼蜜为丸，如梧桐子大，每服三十丸，茶
送下。

花翳白陷障④

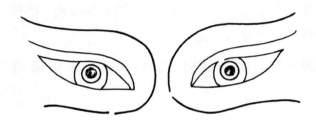

用阴二阳八

问曰：人之患眼，花翳白陷者，何也？

答曰：此眼初患之时，忽然疼痛肿涩。泪出不干难
开，头痛，眼中即生白翳如碎⑤米，或如鱼鳞陷入，皆因
肝经积热，毒风入脑，致生此疾。切宜服药，先修肝散。

---

①　镇心丸：疑由《龙木论》卷三同名方减茯苓、细辛而成。
②　山药：《龙木论》卷三作"干山药"。
③　山半：文义不属，日钞各本无此二字，邺钞本作"各等分"，《龙木
论》卷三作"各二两"。
④　花翳白陷障：又名目生花翳、花翳白陷、花翳白陷外障等，失治者
易成蟹睛。《得效方》卷十六："此白翳旋绕瞳仁，点点如花白鳞砌者。"《瑶
函·花翳白陷症》："若病慢及瞳神，不甚厚重者，速救可以挽回，但终不能
如旧，虽有瞳子，光不全矣。"
⑤　碎：原作"䃺"，邺钞本及日钞各本并作"碎"，义长，因据改。

若赤膜遮睛，年老者血衰，可服修肝①活血汤，后服知母饮，疼痛者用熊黄散。

修肝活血汤②

当归　黄芪各二两　没药五钱　川芎　苍术　羌活　菊花　麻黄　熟地黄各两半

每服六钱，水一盏，食后温服。

知母饮③

知母　茺蔚子各三两　防风　细辛各两半　桔梗　大黄　人参　茯苓　芒硝各一两

每服五钱，水一盏煎，食后温服。若眼极痛可贴摩风膏④。

---

① 肝：原作"胻"，据后"修肝活血汤"方名及日钞各本改。

② 修肝活血汤：疑由《银海》卷上同名方增损化裁而成。原方有赤芍、防风、黄连、大黄、薄荷、连翘、白蒺藜，无没药、苍术、麻黄。

③ 知母饮：疑由《银海》卷下知母饮子加人参而成。

④ 摩风膏：方药详"鹘眼凝睛障"。

眵泪净明①内障

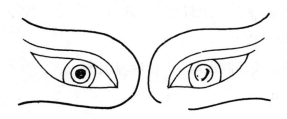

点阳加片②

问曰：人之患眼，眵泪净明者，何也③？

答曰：此眼初患之时，乃肺实也④，□⑤兼三焦壅热。肺者，西方庚辛金，金生水，水满则溢流。此乃肺之精华，故眼泪净明，泪出而不绝⑥。宜服泻肺汤⑦，后服省味

---

① 眵泪净明：原作"眼泪争明"，《银海》及本症"眵泪争明者，何也"句"眼"并作"眵"，《银海》"争"字作"净"，于义为长，因据改。下同。眵泪，指目眵泪液混流。《银海》卷上："无上炎之火，眵泪净明矣"。《目经大成·眵泪不禁》："此症目内外轮廓无恙，但泪稠如浊酒豆浆，长流而不止也。"

② 点阳加片：即辘轳展开障所言"点阳丹，加片姜粉"之意。点阳，谓以阳丹点眼。片，指片姜粉。

③ 人之患眼……何也：《银海》卷上作"人患眼白仁常泪，红壅热眵，泪出而不绝者，何也"。

④ 此眼……乃肺实也：《银海》卷上作"此肺之实热也"。

⑤ □：原字残破难辨，日钞甲本作"又"，邺钞本及日钞乙、丙本皆作"更"。

⑥ 肺者……泪出而不绝：《银海》卷上作"肺属金，金生水，金旺则水溢，泪本通肝，亦是肺之精华，肺经实热，故目眵泪出而不绝也"。

⑦ 宜服泻肺汤：《银海》卷上作"治之须用泻肺汤泻肺经之实热"。

金花丸①。

泻肺汤②

桑白皮一两③　地骨皮④　知母　黄柏　黄芩　桔梗各一两　甘草五钱

每服五钱，白水煎⑤，食后温服⑥。

金花丸⑦

用廣柏⑧四两蜜炙　知母三两　桔梗二两　连翘二两⑨薄荷　晚蚕砂　甘草各一两　地骨皮二两⑩

上为细末，蜜为丸，如梧桐大，每服三十丸，桑白皮忽⑪薄荷汤送下。

---

①　后服省味金花丸：《银海》卷上作"后用省味金花丸治其肺火"。

②　泻肺汤：《银海》卷上同名方无知母、黄柏。

③　一两：《银海》"两"下有"去皮"二字。

④　地骨皮：《银海》作"地骨皮一两，去骨"。

⑤　白水煎：《银海》无"白"字。

⑥　食后温服：《银海》无"温"字。

⑦　金花丸：疑由《银海》"省味金花丸"加甘草、晚蚕砂而成。

⑧　用廣柏：《银海》作"川黄柏"，"用"，疑为"川"字因形而误。廣、黄古或相通。《易·说卦》"为黄颡"陆德明释文："廣，郑作黄"。此疑"廣"或因从"黄"而误。

⑨　二两：原作"式两"，据文例改。

⑩　二两：原作"式两"，据文例改。

⑪　桑白皮忽：《银海》省味金花丸作"桑白皮汤下或"，义胜。

肝虚雀目内障①

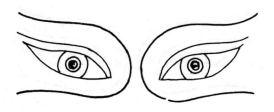

问曰：人之患眼，肝虚雀目内②者，何也？

答曰：此眼初患之时，须③旋，眼中常见五色不定，目中困倦，时暗睛④明，瞳仁渐大，皆因肝虚风热上攻，久则失明，不见三光⑤。初觉宜服还睛丸。

还睛丸

人参　车前子　地骨皮　茯苓各一两　细辛　防风　芎䓖　羌活各三两

上为细末，炼蜜为丸，如梧桐大，每服三十丸，空心茶下。

---

① 雀目：二字原作"省"，其义难解，日钞甲、丙本作"雀"，疑省、雀因形而误，下"肝虚雀目内者"句，"省"原同误为"肝虚省内者"，字疑同误，因并据《龙木论》卷二肝虚雀目内障及日钞甲、丙本"肝虚雀目内者"句改补。

② 内：据文例及本症病名，"内"下当有"障"字。

③ 须：邺钞本作"頭（头）"，当是。须（須），疑与頭因形近而误。

④ 睛：恐当作"時"，疑因形近而误。

⑤ 三光：《白虎通·封公侯》："天有三光，日，月，星。"此泛指亮光。《医方类聚》卷六四引《龙树菩萨眼论》："三光者，日月火之光者也。"

羞明怕日障①

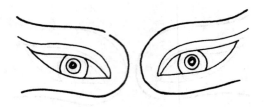

用阳丹加片

问曰：人之患眼羞明怕日者，何也？

答曰：此眼初患之时，皆因脾家温②热之气流传于肝，肝受脾之邪③，不能含血荣目，目受脾温之气，则肌肉壅热，故名④羞明怕日也。治之须用泻脾散三五贴，先去脾胃水谷地廓⑤三焦温热，酒⑥以蒙花散清其上，则目自无羞明矣。

---

① 羞明怕日障：邺钞本及日钞乙、丙本此症并在"眼内风痒障"后。又名羞明畏日、怕日羞明等，一种畏惧光亮、见之则目痛涩难睁的眼病。《神验方·目疾证候总论》："羞明怕日脾之实。"《银海·序》："肝气不顺而挟热，所以羞明。"《犀烛》卷二二："由亡血过多及久痛伤血，或年老血少，必羞明酸痛不能视物也。"

② 温：疑为"湿"字因形近而误。《龙木集》第七问："怕日羞明者何也？答曰：此脾之实也。脾属土，土生湿气，气结传肺，肺受脾邪，上胜于目，目受脾之湿气。"考邺钞本"温"正作"湿"，义胜。下"脾温""三焦温热"两"温"字疑同误。

③ 肝受脾之邪：《龙木集》第七问作"肺受脾邪"。

④ 名：疑衍，日钞各本同底本，邺钞本无此字。

⑤ 脾胃水谷地廓：八廓之一。《神验方·论五脏所属轮廓贯通》："脾属中央戊己土，在眼为肉轮，贯水谷廓。"《银海》卷上："脾胃之腑为地廓。"

⑥ 酒：此字文义不属，邺钞本无，疑或为"后"字之讹。

泻脾散①

黄芩　桔梗　大黄　莓子仁②各一两　苍术七钱　车前子一两半　甘草五钱

上为细末，每服五钱，米泔水调下。

蒙花散③

羌活　菊花　石决明④　蒺梨⑤　木贼　苟杞⑥子　蔓京子　青葙子　蒙花⑦各一两

共为细末，每服五钱，食后清茶并酒送下⑧。

---

① 泻脾散：疑由《银海·小眦赤脉传睛》泻肝散增损化裁而成，原方由桔梗、黄芩、大黄、芒硝、栀子、车前子六味组成。

② 莓子仁："莓"字不见于字书，疑为"栂（梅）"之异文，考邺钞本"莓"正作"梅"。按《药性纂要》称"梅实味酸气平，花开于冬，实熟于夏，味最酸，得木气之全，为肝之果，肝病宜食"。钱仲阳泻脾散清脾胃积热乃用山栀子仁，本方为"泻脾"而设，似不宜以"肝病宜食"的"肝之果"为治，又本方疑从《银海》泻肝散化裁而来，其方所用正为栀子，因疑"梅子仁"或当作"栀子仁"为是。

③ 蒙花散：疑出《龙木论》卷上，原方"蒙花"前有"密"字。

④ 石决明：《龙木论》同名方此下有"股（疑当作'煅'）"字。

⑤ 蒺梨：《龙木论》同名方作"白蒺藜"。

⑥ 苟杞：药木名。即枸杞。《金光明最胜王经》卷七："白及，芎藭，苟杞根。"《一切经音义》卷二九："苟杞，木名也，亦是药，四时所采各异，春采叶，秋采实，冬采根，亦名地骨白皮。"《抱朴子·仙药》："象柴……或名地骨，或名苟杞也。"

⑦ 蒙花：《龙木论》及《银海》并作"密蒙花"。

⑧ 共为细末……并酒送下：《银海》同名方作"上各等分为末，每服三钱，食后清茶送下，脾胃虚者加白术五分"。

黑风内障①

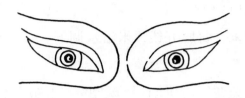

问曰：人之患眼黑风内②者，何也？

答曰：此以初患之时，头③旋，睑骨痛④，眼中痛涩，常见黑花往来⑤，乃因肝脏虚劳⑥，房色不即⑦，致使失明，瞳仁渐小，久不见三光。初觉，宜服补肝丸⑧。

补肝丸

泽泻　五味　山药两半　生地　茺蔚子各二两

上为细末，炼蜜为丸，如梧桐子大，每服三十丸，食

---

① 黑风内障：又名黑风障，为五风变内障之一，属青盲范畴。《得效方》卷十六："黑风，此眼与绿风候相似，但时时黑花起。"《金鉴》卷七七："黑风者……日久瞳变昏黑之色。"

② 内：据文例及本症病名，"内"下当有"障"字。

③ 头：原作"须"，疑须、頭（头）因形近而误，据《龙木论》卷二及邺钞本改。

④ 睑骨痛：《龙木论》卷二作"额角偏痛，连眼睑骨及鼻颊骨时时亦痛"。

⑤ 眼中……黑花往来：《龙木论》卷二作"兼眼内痛涩，有黑花来往"。

⑥ 乃因肝脏虚劳：《龙木论》卷二作"亦因肾脏虚劳"。

⑦ 房色不即：《龙木论》卷二作"房室不节"。邺钞本"即"作"節"。即、節古字通。

⑧ 宜服补肝丸：《龙木论》卷二作"宜服羚羊角饮子、补肾丸立效"。

后清茶送下。

圆翳内障①

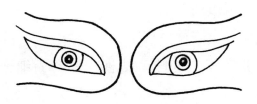

问曰：人之患眼圆翳内②者，何也？

答曰：此眼初患之时，多见蝇飞垂蚁③，薄露轻烟渐重④，不痛不痒⑤，端然失明⑥，与不患人物似⑦，且不辨

---

① 圆翳内障："圆"原作"员"，《得效方》作"丸"，据《神验方》及《龙木论》等改。下同。丸、员、圆，古字通。又名圆翳、丸翳等。一种晶珠混浊，视力日减，瞳神内最终出现圆形银白色翳障而致视力高度障碍的眼病。《得效方》卷十六："丸翳者，黑珠上一点丸，日中见之差小，阴处见之则大白，或明或暗，视物不明。"

② 圆翳内：据文例，"内"下当有"障"字。

③ 蝇飞垂蚁：《龙木论》卷一作"眼前多见蝇飞花发垂蟢（xǐ 喜）"，《普济方》卷七九文同，然无"垂蟢"二字。蟢，古称蟏蛸（shāo 稍），一种长腿蜘蛛。

④ 薄露轻烟渐重：《普济方》卷七九作"初如薄烟轻雾，渐渐加重"，《龙木论》卷一同之，然无"初如"二字。

⑤ 不痛不痒：《龙木论》卷一作"渐渐加重，不痛不痒"。

⑥ 端然失明：《龙木论》卷一作"渐渐失明"，《普济方》卷七九作"端然渐渐失明"。

⑦ 与不患人物似：邺钞本"人物"作"相"，义胜。《普济方》卷七九此句作"始与不患眼相似"。

人物，难睹三光①，名曰内障②。患者先从一眼，后乃相牵，渐渐失明③。此乃脑脂流下，肝风充上④，王医青白色⑤，遂令瞳仁端坐⑥，阴看则大，阳看则小⑦，宜用金针拨之，后服防风散⑧。

防风散⑨

防风　茺蔚子　五味　桔梗　黑参　细辛　车前草芒硝　黄芩

---

① 难睹三光：《龙木论》卷一及《普济方》卷七九"难"并作"唯"，"三光"后皆有"患者不觉"四字。

② 名曰内障：《龙木论》卷一及《普济方》卷七九无此四字。

③ 患者……渐渐失明：《龙木论》卷一及《普济方》卷七九并作"先从一眼先患，向后相牵俱损"。失，原作"夫"，据郏钞本暨日钞各本改。

④ 肝风充上："肝"原残损为"月"，据文义及郏钞本、日钞各本改。《龙木论》卷一此句作"肝风上冲"。《普济方》卷七九"风"字作"热"。浮翳内障"充上"作"冲上"。充、冲古字通。参见逆顺生翳障"充于肝隔之间"句注。

⑤ 王医青白色：《龙木论》卷一作"玉翳青白"，《普济方》卷七九作"致翳青白"。郏钞本及日钞乙、丙本"王医"并作"生翳"，当是，"王"与"生"、"翳"和"医"之繁体"醫"，疑并因形近而误。

⑥ 遂令瞳仁端坐："遂令"原作"逐令"，据郏钞本及日钞丙本改。"瞳"原作"瞳"，据《龙木论》改。端坐，《普济方》《龙木论》并作"端正"，宜从。

⑦ 阴看则大，阳看则小："小"字原夺，据《龙木论》卷一及郏钞本补。《普济方》《龙木论》两句倒乙。

⑧ 宜用……防风散：《龙木论》卷一作"其眼须针，然后服药治，用防风散、羚羊饮子"，《普济方》卷七九文同，唯"服药治"作"服药补治"，且"羚羊"后有"角"字。

⑨ 防风散：疑据《龙木论》卷一同名方去知母、川大黄，并以车前草易车前子而成。原方为：茺蔚子、防风、桔梗、五味子、知母各二两，黑参、川大黄、细辛、芒硝、车前子、黄芩各一两。

每服四钱①，水煎，食后温服。

涩翳内障②

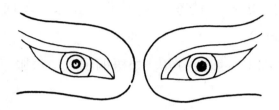

问曰：人之患眼涩翳内③者，何也？

答曰：此眼初患之时，如轻烟薄④雾，渐渐失明，先从一眼⑤，后乃相牵俱损，由见⑥三光。其凝脂色于瞳仁

---

① 每服四钱：邺钞本"每服"上有"等分"二字。四，原作"肆"，据《广碑别字·肆》"肆，清泰安关"，乃"四"大写字"肆"的异文，因据改作"四"。

② 涩翳内障：也称涩翳，属圆翳内障范畴，为老年性成熟期白内障的一种。《得效方》卷十六："涩翳，微如赤色，或聚或开，两傍微光，瞳人上如凝脂色，时复涩痛而无泪出。"

③ 内：据文例，"内"下疑夺"障"字。

④ 薄：原字漫漶，《龙木论》卷一、《普济方》卷七九及日钞甲本并作"薄"，于义为长，因据改。

⑤ 先从一眼：《普济方》卷七九暨《龙木论》卷一并作"还从一眼先患"。

⑥ 由见：《龙木论》卷一暨《普济方》卷七九并作"犹辨"。由、犹古字通。《左传·庄公十四年》："犹有妖乎？"孔颖达疏："古者由、犹二字义得通用。"

端①，阴看则大，太阳则小②，宜金针拨之，后服还睛丸③。

还睛丸④

桔梗　黑参　黄芩　茺蔚子　五味　车前子　防风　知母各一两

上为细末，炼蜜为丸，如梧桐子大，每服三十丸，食后茶送下。

小儿疳伤障⑤

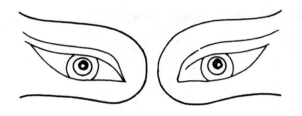

---

① 其凝脂色于瞳仁端：《普济方》卷七九作"翳如凝脂色，瞳人端正状"，《龙木论》卷一"端正"后无"状"字。

② 阴看则大，太阳则小：《龙木论》卷一及《普济方》卷七九无此句。邺钞本"太阳"作"阳看"，义胜。

③ 后服还睛丸：《普济方》卷七九作"然后宜服还睛散、九宝丸，立效"，《龙木论》卷一文同，唯"九宝丸"作"七宝丸"。

④ 还睛丸：《龙木论》卷一"丸"作"散"。本方乃以《龙木论》还睛散去细茶而成，原方作"桔梗、五味子、茺蔚子、黑参、黄芩各一两，防风、知母各二两，车前子、细茶各二两半"。

⑤ 小儿疳伤：又名小儿疳眼外障、疳眼、眼疳、疳毒眼等。一种小儿因疳积损及眼目的病证，初时暗处视物不清，久则呈毛玻璃状浑浊，晚期常因黑睛溃烂穿孔失明。《银海》卷上："小儿疳伤眼目，疼痛羞明不开，乌睛上青翳如黑珠子，或白膜遮睛。"

用阴三阳丹①，调乳点之。

问曰：人之患眼，小儿疳伤者，何也？

答曰：此眼初患之时，皆因食乳多食果子，或食热之②物过多，致使脾脏生疳③，上攻眼目④，疼痛，泪出不开，乌睛上生有黑珠子，久则变白⑤。觉⑥，宜服除热饮⑦，后服五疳丸。

除热饮

大黄　知母　防风　黄芩各一两　茺蔚子　黑参　菊花　木贼各两半⑧

每服三钱，水煎，食后温服⑨。

---

① 阴三阳丹：邺钞本作"阴阳丹"。据《银海·合丹日切要法》和睑生风粟症"睛有翳者，用阴三阳五药吹点"以及底本小儿痘疹入眼症"用阴三阳七调乳点之"等文，疑"阳"后或夺"七"字，邺钞本作"阴阳丹"，恐也非是。

② 之：日钞各本同底本，邺钞本无此字。

③ 此眼……脾脏生疳：《银海》卷上作："此因饮乳之际，好食果子、杂物、油腻及热毒物，多使脾胃生疳。"

④ 上攻眼目：《银海》卷上此句前有"或泻泄不止，夜间潮热，久则疳虫伤肝"十五字。

⑤ 乌睛上……久则变白：《银海》卷上作"若乌睛上变成有黑翳如珠，泄泻不止者，多是不治"。

⑥ 觉：邺钞本无此字。据肝虚雀目内障"初觉宜服还睛丸"句文例，疑"觉"当是"初觉"之误。

⑦ 宜服除热饮：《银海》卷上"饮"后有"等方"二字。

⑧ 两半：《银海》卷上作"一两半"。

⑨ 每服三钱……温服：《银海》卷上作"水煎，食后服三贴，用鸡蛋一个，使君子仁三个，轻粉二分，合研末入蛋内煨熟，空心服，至二三个即去疳虫，后服五疳丸"。

五疳丸①

明②黄连　牛黄　绿矾　密陀僧　夜明砂各二两③

上为细末，用枣肉为丸，如梧桐子大④，每三十丸，空心米汤送下⑤。

瞳仁干缺障⑥

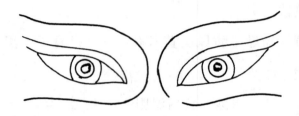

问曰：人之患眼，瞳仁干缺者，何也？

---

①　五疳丸：出《银海》卷上。

②　明：《银海》卷上及邺钞本并作"胡"，当是。

③　各二两：《银海》原方作"胡黄连五钱，牛黄一钱，弥陀僧一两，夜明砂、绿矾（各）三两"。

④　上为细末……梧桐子大：《银海》卷上作"上用枣肉为丸，绿豆大"。

⑤　每三十丸……米汤送下：《银海》卷上作"空心服三十丸，米汤送下"。

⑥　瞳仁干缺障："干"与后"瞳仁干缺者"句中"干"字原并作"肝"，据《龙木论》《得效方》《神验方》及下文"遂令瞳仁干缺"句改。又名瞳神缺陷、瞳人干缺外障等。《得效方》卷十六："瞳仁干缺，此证其睛干涩，全无泪液，或白或黑，始则疼痛，后来稍定而黑不见。此证不可治疗。"《银海》卷上："瞳仁干缺者……金井不圆，上下东西如锯齿，偏缺参差，久则渐渐细小，视物朦朦，难辨人物。"

答曰：此眼初患之时，忽然疼痛难忍①，坐卧不安②，遂令瞳仁干缺，上下常长圆不正③，难④辨三光，久后俱损，皆因肝热极，肾家虚败⑤，切宜先服泻肝散⑥，后服补肾丸⑦。

泻肝散⑧

黄芪　茺蔚子　麦门冬　地骨皮　黑参　黄芩　知母各一两

每服三钱，水煎，食后温服⑨。

---

① 忽然疼痛难忍：《龙木论》卷六作"忽因疼痛发歇，作时难忍"。

② 坐卧不安："卧"原残破为"卜"，据文义改。《龙木论》卷六此句作"夜卧不得睡"。

③ 上下常长圆不正："圆"本作"员"，"不正"原残破为"下止"，据邺钞本"上下长圆不正"句改。《普济方》卷七九引《龙木论》此句作"或上下，或东西，长不圆正"。

④ 难：《普济方》卷七九引《龙木论》作"雖（虽）"。雖、難，疑因形近而误。

⑤ 皆因肝热极，肾家虚败：《普济方》卷七九所引《龙木论》作"大人多患，其瞳仁或白或黑不定，白者脑脂下流为患，黑者胆气肾脏俱劳，肝气为患"。

⑥ 切宜先服泻肝散：《龙木论》卷六无"切"和"先"字，且"泻肝散"后有"镇肝丸"三字。《普济方》卷七九"泻肝"作"泻胆"。

⑦ 丸：《龙木论》卷六作"散"。

⑧ 泻肝散：《普济方》卷七九所引"肝"作"胆"字，与今本《龙木论》异。文曰："泻胆散出《龙木论》，治瞳人干缺外障，茺蔚子、黄芪各一两五钱，麦门冬、地骨皮、黑参、黄芩、知母各一两。"

⑨ 每服三钱……温服：《龙木论》作"上为细末，以水一盏，散一钱，煎至五分，食后去渣温服"。

补肾丸①

人参　熟地一两半　泽泻二两　菖蒲②　山药各一两

共为细末，炼蜜为丸如梧桐，每服三十丸，空心盐汤送下③。

小儿痘疹入眼④

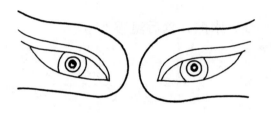

用阴三阳七，调乳点之。

---

① 补肾丸：疑由《普济方》卷七九所引《龙木论》"补肾散"减茯苓，并以熟地易干地黄而成，今本《龙木论》未见该方。原方作"泽泻二两，干地黄、人参各一两五钱，茯苓、干山药、菖蒲各一两"。

② 菖蒲："蒲"原作"莆"，据《本草图经》改。莆、蒲古字通。《楚辞·天问》："莆萑是营。"蒋骥注："莆、蒲同。"

③ 共为细末……盐汤送下：《普济方》卷七九引《龙木论》补肾散作"上为末，每服一钱，空心米饮调下"。

④ 小儿痘疹入眼：又名痘疮入眼、疹痘入眼或斑疮入眼，乃由痘疮（即天花）疫毒所致，初起痛涩羞明，白睛红赤，热泪多眵，若穿破黑睛可遗生宿翳、蟹睛，甚或致盲。《银海》卷上："小儿于母胎中受其毒，必发疹痘，出之时五脏俱有热相攻，或肝脏受热甚，必有痘生于目内。""初起睛上红紫涩痛……若至丧明，睛中有翳或凹入者。经云疹痘之后，毒气郁结于肝，伤于瞳人，素无治法也。"《医通》卷八："其痘疮初生，眼闭不开，眼上即有痘疮点在黑睛上者。……大抵治之早则易退而无变，迟则退迟。今人但见痘后目疾便谓不治，不知但瞳神不损者，纵久远，亦有可治之理，惟久而血定睛凝、障翳沉滑涩损者为不治耳。"

问曰：人之患眼，小儿痘疹入眼者，何也？

答曰：此眼初患之时，皆因痘疹之后余热未尽，毒气俱结肝①，上充②眼目，致使肿痛羞明怕日，泪出不开。初觉，急宜服清凉散③。

清凉散

防风　茺蔚子④　黄芩　黑参　大黄　黄连　菊花　木贼　芒硝

每服三钱，水煎，食后温服。

青翳内障⑤

此眼初患之时，不痛不痒，先从一眼，后乃相牵，渐渐失明，皆因脑脂流下，肝风充上，瞳仁内有翳，如水银珠子相似，不辨人物，难睹三光。金针拨之，宜服决明散。

决明散

石决明　车前子　防风　知母各二两　五味　茺蔚子

---

① 痘疹之后……俱结肝：《银海》卷上作"经云疹痘之后，毒气郁结于肝"。

② 充：详见逆顺生翳障"充于肝隔之间"句注。

③ 清凉散：《银海》以"凉肝散"为治。

④ 茺蔚子：原作"刷充子"，据文义改。

⑤ 青翳内障：底本原无此症，据邺钞本补。《一草亭目科全书》等所载青翳为外障，此所谓内障，当是指青盲症瞳仁内复生翳障的青盲翳。《诸病源候论》卷二八："目青盲有翳候，黑白二睛无有损伤，瞳子分明，但不见物，名为青盲，更加以风热乘之，气不外泄，蕴积于睛间，而生翳似蝇翅者，覆瞳子上，故谓青盲翳也。"按邺钞本青翳内障症下所记药味证治，行文与"滑翳内障"并同，据底本及《龙木论》卷一考之，疑其或将滑翳原文误入此下。

黄芩　人参　茯苓　大黄各一两

上为末，蜜丸如梧子大，每服三十丸，食后茶下。

滑翳内障①

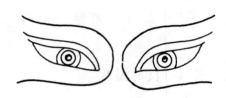

问曰：人之患眼，滑翳内障者，何也？

答曰：此眼初患之时，不痒不痛，先从一眼②，后乃相牵，渐渐失明③，皆因脑脂流④，肝风充⑤上，瞳仁内有翳，如水银珠子相似⑥，不辨人物，难睹三光⑦，宜金针拨之明，息服决明散⑧。

---

①　滑翳内障：圆翳内障之一种。《目经大成·内障》："乃圆翳未结，针入能散能聚，散之则大珠小珠上下交流，聚之仍合而为一，所谓如水银之走者此也。"

②　眼：《龙木论》卷一"眼"后有"先患"二字。

③　后乃……失明：《龙木论》卷一作"后乃相牵俱损，端然渐渐失明"。

④　流：《龙木论》卷一作"流下"。

⑤　充：《龙木论》卷一作"冲"。冲、充古字通。参见逆顺生翳障"充于肝隔之间"句注。

⑥　相似：《龙木论》卷一无此二字。

⑦　难睹三光：《龙木论》卷一无此句。

⑧　宜金针……决明散：据文例，"息"当是"宜"字之误。《龙木论》卷一两句作"宜令金针拨之，将息后服补肝汤及石决明丸即瘥"。

决明散①

石决明　车前子　防风　知母各二两　茺蔚子　五味
黄芩　人参　茯苓　大黄各一两

上为细末②，炼蜜为丸，如梧桐子大，每三十丸，食
后茶下③。

痛如针刺障④

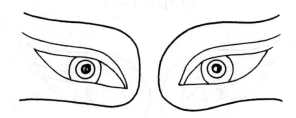

用朱砂定⑤痛膏

问曰：人之患眼痛如针刺者，何也？

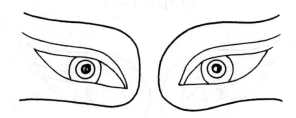

---

　①　决明散：疑为《龙木论》卷一滑翳内障主治方石决明圆（丸）去细
辛而成。

　②　为细末：《龙木论》卷一作"捣罗为末"。

　③　每三十丸食后茶下：《龙木论》卷一作"食前茶汤送下十丸"。

　④　痛如针刺障：又名眼痛如针刺外障，其症可见黑睛生翳。《圣济总
录》卷一一三："凡目痛如针刺者，初患之时，微觉头目眩，目系常急，夜
卧涩痛，泪出难开，久则发痛，时如针刺。……久则渐生障翳，两目俱损。"

　⑤　定：原作"芷"，疑为"定"俗字。邺钞本、日钞丙本及下文"用
朱砂定痛膏点之"句作"定"，义长，乃据改。

答曰：此眼初患之时，惟①有头痛，泪出难开②，时时如针刺相似，此是心償伏毒③，风壅熟下如肝隔膈中④，则渐生膜遮睛，宜服本方洗心散⑤，用朱砂定痛膏点之。

洗心丸⑥

大黄　黄连　黄芩　桔梗　知母　黑参　防风　赤芍
荆芥　当归

共为细末，每服三钱，食后清茶送下。

眼内风痒障⑦

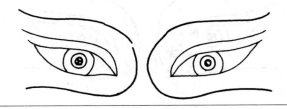

---

①　惟：《龙木论》卷五及《普济方》卷七六并作"微"，义胜。

②　泪出难开：《龙木论》卷五此上有"目眩，眼系常急，夜卧涩痛"十字。

③　此是心償伏毒：邺钞本及日钞丙本"償"字作"潜"，义长。疑償、潜因形而误。《龙木论》卷五及《普济方》卷七六此句并作"是心脏伏毒"，《圣济总录》卷一一三作"此是心脏潜伏毒热"。

④　风壅熟下如肝隔膈中：日钞丙本及邺钞本"熟"作"热"，义胜。邺钞本"下如"作"在于"，"隔膈"作"膈"，宜参。《普济方》卷七六及《龙木论》卷五此句并作"热气壅在膈中"。

⑤　宜服本方洗心散：《龙木论》卷五作"宜服泻心汤、补肝散"。

⑥　洗心丸：据上"宜服本方洗心散"句，"丸"字当作"散"。本方疑由《龙木论》卷五治"眼痛如针刺外障"的泻心汤增损化裁而成。原方作"大黄、黄芩、桔梗、知母各一两，马兜铃、黑参各一两半，防风二两（《普济方》卷七六作'三两'）。

⑦　眼内风痒障：又名眼痒、目痒、痒极难任、痒若虫行、眼痒极难忍外障。《得效方》卷十六："痒极难任，眼痒极甚，瞳子连眦头间皆痒，不能收睑。"

洗，碧天丹①

问曰：人之患眼，眼内风痒②者，何也？

答曰：此眼初患之时，痒难忍③，皆因虚热④，胎经风热上充入眼⑤，遂令迎风受痒⑥，久则两胎⑦赤烂，宜镰洗瘀血⑧，先服藁本退翳汤⑨，后服补胎丸。

① 碧天丹："丹"原作"舟"，据《银海》卷下同名方改。方缺，兹录《银海》原方供参："碧天丹，专治远年近日烂弦风眼。铜青五钱，明矾四钱，五倍子一钱，白墡土一钱，海螵蛸一钱，薄荷叶五分。上，将此六味俱为末，用老姜汁搅和为丸，如圆眼核大，要用时将一丸，淡姜汤一盏泡散洗眼弦。次日再洗，依此洗三四次即愈。"

② 眼内风痒：《银海》卷上作"遇风痒极"。

③ 痒难忍：《龙木论》卷五作"忽然痒极难忍"。

④ 皆因虚热：《银海》卷上作"此因肝虚"，《龙木论》卷五作"此乃肝脏有风"。《准绳·七窍门上》："至如有障无障，皆有痒极之患。病源非一：有风邪之痒；有血虚气虚之痒；有虚入络、邪气行动之痒；有邪退火息、气血得行、脉络通畅而痒。"

⑤ 胎经风热上充入眼："胎经"及症末所言"后服补胎丸"，义并难解。《银海》卷上治"眼内风痒"乃用"补胆汤"，与本方药味几无二致，因疑"补胎""胎经"或是"补胆"及"胆经"之误。邺钞本"胎"作"肺"，"热"作"壅"，恐也未的。《银海》卷上此句作"胆经风毒上充入眼"、《龙木论》卷五作"胆家壅热冲上所使"可证。

⑥ 遂令迎风受痒：《银海》卷上无"令"字，"迎"字作"遇"。

⑦ 胎：邺钞本"胎"字作"胞"，义胜。胎，疑与"胞"因形近而误。

⑧ 宜镰洗瘀血：《银海》卷上无"瘀血"二字，《龙木论》卷五作"切宜镰洗出瘀血"。

⑨ 藁本退翳汤："藁"原作"藳"，字书未载，据义及原字形，疑或为"藁"之俗字，考日钞甲本正作"藁"，于义为长，因据改。"翳"原作"醫"，据日钞甲、丙本及邺钞本改。下藁本退翳汤方名"醫"字同误并改。按本方疑由《龙木论》卷五乌蛇汤或《银海》卷上藁本乌蛇汤去芍药，并以蝉蜕易乌蛇而成。

藁本退翳汤

藁本　蝉蜕　防风①　羌活　芎䓖　细辛各七分②

每服四钱，水③煎，食后温服。

补胎丸④

前胡　马兜铃⑤　柴胡　人参　桔梗　细辛　黑参各一两

上为细末，炼蜜为丸，如梧桐子大，每服三十丸，清茶送下⑥。

冰翳内障⑦

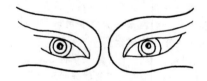

①　风：原作"半"，疑为"风"之借字"丰"因形近而误，据邺钞本及日钞甲本改。

②　各七分：《龙木论》乌蛇汤原方诸药分量为"乌蛇、藁本、防风、芍药、羌活各一两，芎䓖、细辛各半两"。

③　水：原作"氷"，据邺钞本及日钞各本改。

④　补胎丸：邺钞本"胎"作"肺"。此方似由《银海》卷上补胆汤去茯苓，并改汤为丸而成，因疑"补胎"或当作"补胆"。

⑤　马兜铃：原作"兜苓"，据《银海》补胆汤改。

⑥　如梧桐子大……送下：《银海》补胆汤作"每服三钱，水煎服亦可"。

⑦　冰翳内障：邺钞本及日钞乙、丙本此症在"肝虚雀目内障"后。"冰"原作"水"，疑因形而误，后文"人之患眼，氷翳内障者"句及日钞各本、邺钞本、《龙木论》卷一等作"冰"或"氷"，义长，因据改。又名冰翳，为圆翳内障的一种，其翳形色如冰，故名。《金鉴》卷七七："瞳色坚实，白亮如冰之状，无论阴处及日中视之皆一般无二，非若圆翳之明暗有别也。其睛内有白色隐隐透出于外。"

问曰：人之患眼，冰翳内障者，何也？

答曰：此眼初患之时，头旋①，额偏痛②，连睑眉痛③，眼中赤涩有花④，或黑或白或黄⑤，因此⑥肝脏积热，或吐⑦，夜见烟花或小如降⑧，久后亦结成内障。其翳如水之色⑨，瞳仁渐大不小，若⑩见三光，宜金针拨之，后服还睛丸。

还睛丸⑪

人参　桔梗　熟地各一两　车前子　防风　茺蔚子
细辛　黑参

上为细末，炼蜜为丸如梧桐子大，每服三十丸，空心送下。

---

①　旋：原作“施”，据《龙木论》卷一、邺钞本及日钞各本改。

②　额偏痛：“偏”原作“徧”，据《龙木论》卷一“额角偏痛”句及日钞甲、丙本改。

③　连睑眉痛：《龙木论》卷一作“眼睑骨疼痛”。

④　花：原脱，据《龙木论》卷一补。

⑤　或黄：《龙木论》卷一作“或红”。

⑥　因此：二字恐当互乙。《龙木论》卷一作“皆因”，疑此、皆或因形致误。

⑦　或吐：《龙木论》卷一作“肺受风劳，或心烦，或呕血，大肠秘涩”。

⑧　夜见烟花或小如降（jiàng 降）：“降”同“降”（见《金石文字辨异·降》），于此义不属，《龙木论》卷一此句作“夜见灯花如蜂飞”，因疑“降”或当作“蜂”字。

⑨　如水之色：《医通》卷八言此症“如冰冻坚实，傍观透于瞳神内”，因疑“水”或为“冰”字之误。

⑩　若：邺钞本枣花翳内障作“苦”，义长。

⑪　还睛丸：疑由《龙木论》卷一同名方去知母、黄芩、五味，并以熟地黄干地黄而成。

白膜侵睛障①

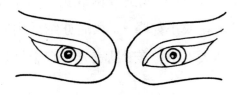

用阴四阳六

问曰：人之患眼，白膜侵睛者，何也？

答曰：此眼初患之时白膜常赤②，皆肺之热也。肺属金，肝属木，肝受肺之邪热所克，肺属金，其色白，故四围渐有白色，名白膜侵睛，宜服泻肺汤洗③去肺之邪热，后服蒙花连翘散。

泻肺散④

桑白皮　地骨皮　桔梗　知母　黄芩　黄柏　芒硝各一两

---

① 白膜侵睛障：又名白膜浸睛、赤靦、赤瞎、白膜蔽睛或白膜遮睛，多由肺热炽盛、金气凌犯肝木等所致，可见白睛红赤，黑睛现白色翳膜、内挟红丝血脉而障蔽视力等。《神验方·论五轮病证》："白睛属肺，病则白睛肿起，多生瘀肉，有泪，白膜侵睛。"按邺钞本此症在"羞明怕日障"后。

② 初患之时白膜常赤：《目经大成》卷二："初起势甚轻微，次后始赤涩有泪，浑睛生障，多脉与眵，日久诸轮廓皆坏，虽略能行走，瞳子不见影动，且障稍高于睛，状如小小狗肾，故独以膜名。前后均无痛苦，缓而不变，却最难愈。"

③ 洗：恐当作"泻"，疑"洗""泻"或因声转致误。

④ 泻肺散：据方末"水煎"之说及上"宜服泻肺汤洗去肺之邪热"句，疑"散"字当作"汤"。

每服六钱，水煎，食后温服。

蒙花连翘散

连翘　蒙花　车前子各二两　菊花　蝉蜕　桑白皮
蒺藜①　地骨皮　木贼　石决明　青葙子各一两

上为细末，每服三钱，食后清茶送下。

烂眩风外障②

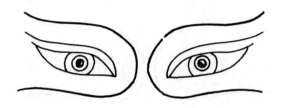

镰洗出血，后洗碧天丹，点阳三阴八

问曰：人之患眼，烂眩风外③者，何也？

答曰：此眼初患之时，多因脾胃经蕴热，风邪客于凑

----

①　蒺藜："藜"原作"梨"，据《本草衍义》"刺蒺藜"改。

②　烂眩风外障：邺钞本"眩"作"弦"，义胜。又名烂弦风、风弦赤
眼、眼弦赤烂、烂弦风睑，可见睑缘红赤痒痛溃烂，甚或睑缘变形、睫毛脱
落等。《银海》卷上："烂弦风之症，因脾胃壅热，久受风湿，更加吃诸毒
物，日积月累，致成风烂，胞睑之内变成风痘，动则发痒，不时因手拂拭，
甚则连眼眶皆烂。"

③　外：据文例，"外"后疑夺"障"字。

理①，温氀②相攻，客于两弦③江④烂，小儿患皆⑤因胎氀受风。治之宜镰洗出血，后服黄芪汤，洗碧天丹。

黄芪汤⑥

黄芪　车前子　细辛　黄芩　菊花　五味　苍术　黄连　羌活　木贼

每服五钱，水煎，食后温服。

辘轳展开障⑦

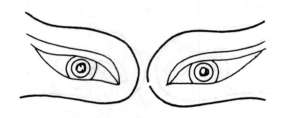

---

①　凑理：同"腠理"。凑（湊）、腠古字通。《说文·水部》朱骏声通训定声："湊，字亦作腠。"

②　温氀："氀"字字书无载，疑为"氣"之俗体，后文"胎氀"字同。邺钞本"温氀"作"湿氣"，义胜。

③　弦：原作"胘（xián 闲）"，本指牛的重瓣胃，《说文·肉部》："胘，牛百叶也。"又指胃的厚肉。《纲目·牛》："胘即胃之厚处。"义皆不合。邺钞本及日钞丙本并作"弦"，义胜，因据改。

④　江：邺钞本作"红"，义胜。

⑤　皆：邺钞本作"此"。

⑥　黄芪汤：疑由《银海》卷上黄芪汤加菊花、羌活、木贼而成。原方作"黄芪、车前子、细辛、黄芩、五味子、苍术、黄连各一两"。

⑦　辘轳（lùlú 鹿炉）展开障：又名瞳神散大，可见于青盲、绿风内障等眼病，重者可致黄精浑浊。《银海》卷上："辘轳展开而大者，此胆肾之水散焉。瞳人之大小随黄仁之展缩，黄仁展则瞳人小，黄仁缩则瞳人大。……肝受风而不展辘轳，则瞳人圆圆也，随肝轮而缩，觉见瞳人大不收。"《准绳·七窍门上》："瞳神散大，而风轮反为窄窄一周，甚则一周如线者，乃邪热郁蒸，风湿攻击，以致神膏游走散坏。若初起即收可复，缓则气定膏散不复收敛。"

宜镰洗出①，依前用铜匙烧红②，熨③烙，点阳丹，加片姜粉。

此眼初患之时，皆因毒邪脏④壅，极风入脑⑤，致令痛疼⑥，眼睑皮吊起⑦，下睑番⑧睛出瞳⑨仁，惟直视，不能展精⑩，久则不辨人物，初觉⑪，急宜服泻肝散，后服门冬汤⑫。

泻肝散⑬

麦门冬　大黄　黄芩　细辛　芒硝　黑参　桔梗　羌活　知母各二两⑭

上为细末，每服三钱，食后清茶送下。

---

① 镰洗出：据邺钞本及胞肉胶凝障、烂眩风外障等症文例，"出"下当有"血"字。

② 红：原作"江"，据邺钞本及日钞甲、丙本改。

③ 熨：字书无载，疑为"熨"之俗体，考邺钞本及日钞丙本作"熨"，或是。

④ 脏：邺钞本作"藏"，义胜。

⑤ 极风入脑：《银海》卷上作"风充入脑"。

⑥ 痛疼：邺钞本及日钞甲本二字互乙，当是。

⑦ 眼睑皮吊起：《银海》卷上作"眼带吊起"。

⑧ 番：原讹作"畨"，据日钞丙本改。《集韵考正》卷二："畨，注：数也。案：番，上讹从米。"此用同"翻"。

⑨ 瞳：原作"瞳"，据日钞各本改。

⑩ 展精：日钞甲、丙本作"展睛"，邺钞本作"转睛"，义同。《说文·尸部》："展，转也。"精、睛古字通。《敦煌文学作品选·悉达太子修道因缘》："若能取我眼精，心里也就潘得。"

⑪ 觉：原作"峉"，日钞各本并作"竟（觉）"，义胜，因据改。

⑫ 门冬汤：邺钞本"门冬"前有"天"字，据后"天门冬散"方药考之，疑是。

⑬ 泻肝散：疑由《得效方》卷十六同名方去羌活、知母而成。

⑭ 各二两：《得效方》卷十六同名方作"麦门冬去心，二两，大黄、黄芩、细辛、芒硝各一两，黑参、桔梗各两半"。

天门冬散①

天门冬　茺蔚子　知母各二两　防风　五味各一两　人
参　茯苓　羌活各一两半

每服四钱，水煎，食后温服。

小眦赤脉障②

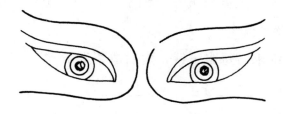

用阳丹，加片姜粉。

问曰：人之患眼外眦赤脉者，何也？

答曰：此眼初患之时，小眦常赤，皆因心之虚也。心
者，五脏之主，六腑之尊③。心属火，火生土，土实则心

---

① 天门冬散：据上"后服门冬汤"句及本方方名，"汤""散"二字当
有一误。若以方末"每服四钱"考之，"散"字或是。

② 小眦赤脉障："眦"原作"眥"，疑为"眥"因形而误，据《龙木
论》《银海》及邺钞本改。下同。又名赤脉传睛、小眦赤脉传睛等。一种眼
眦部漫生赤脉之病，以病位之异而有大眦赤脉传睛和小眦赤脉传睛之分。《银
海》卷上："小眦赤脉传睛者，心之虚也。"

③ 尊：《银海》卷上作"宗"。

心热①，故小眦有赤脉通精②。宜洗泻其脾实，后补其心之虚可也③。后补虚，人参茯苓丸。

泻脾散

黄芩　桔梗　芒硝　山栀子　车前子

每服三钱，水煎，食后温服。

人参茯苓丸

人参　茯苓　续断　远志各二两　甘草　白陠④　白僵蚕⑤合⑥粉炒，五钱

共为细末⑦，炼蜜为丸，如弹子大，每服一丸⑧，嚼⑨烂，米汤送下。

---

① 火生土……心热："心心热"三字疑误，日钞甲本作"必心热"，邺钞本及日钞乙、丙本并作"心热"，《银海》卷上本句作"火生土，火乃土之母，脾土实则心火虚矣"，诸说着眼各异，据本症"泻其脾实，后补其心之虚可也"句考之，诸说似并可参。

② 通精：邺钞本及日钞丙本"精"并作"睛"。精、睛古字通。参见辘轳展开障"不能展精"句注。

③ 泻其脾实……可也：《银海》卷上作"治先泻其脾土之实，后补其心之虚"，因疑"洗"为"先"字之误。

④ 陠：字书无载，疑为"附"之讹字，日钞甲、丙本并作"附"，邺钞本作"附子"，宜参。

⑤ 僵：底本及日钞各本原作"姜"，据邺钞本改。

⑥ 合：日钞甲、丙本作"各"，疑并因形近而误，邺钞本作"蛤"，当是。

⑦ 共为细末："末"后原有"为丸"二字，疑衍，据日钞甲本删。

⑧ 一丸：邺钞本作"六丸"。

⑨ 嚼：原作"爵"，据文义及日钞甲本、邺钞本改。

大眦赤脉障①

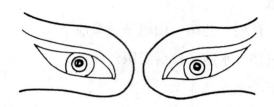

用阳丹，加片②

问曰：人之患眼大眦赤脉者，何也？

答曰：此眼初患之时，大③眦赤涩，红④根筋付精⑤，皆心之实热也。方侯⑥象心家实热，故大眦赤脉通睛。宜洗，服三黄丸。大眦红涩⑦，服肝连丸，至⑧一料尽，其病

---

① 大眦赤脉障："眦"原作"眥"，据《银海》及邺钞本改。下同。又名赤脉传睛、大眦赤脉传睛或大眦赤脉附睛障等，一种由心火盛实而致内眦赤脉成束横贯白睛、漫延白睛而磣涩不适的眼病。《银海》卷上："赤脉传睛之症起于大眦者，心之实也，此心邪之侵肝也。""人之患目大眦赤脉传睛，大眦常壅涩，看物不准者……乃心经之实热，况心或因思虑劳神，或饮食太过，致使三焦发热，心火愈炽，故目常赤也。"参见"小眦赤脉障"注。

② 片：据小眦赤脉障文例当指"片姜粉"。

③ 大：原作"人"，据邺钞本及日钞各本改。

④ 红：原作"江"，据日钞丙本及邺钞本改。

⑤ 筋付精：文义不属，日钞丙本作"筋升睛"，疑并误。邺钞本三字作"筋附睛"，于义为长。

⑥ 侯：邺钞本及日钞乙本作"候"，当是。

⑦ 红涩：原作"江漾"，文义不属，据日钞丙本改。

⑧ 至：原字漫漶不清，据邺钞本及日钞各本补。

已除。常①镇肝丸，能压镇无名之火，乃下孙逐②邪侵之热毒，能常服，初③除后患。

三黄丸

大黄四两　黄芩三两　黄连一两④

上为细末，炼蜜为丸，如梧桐子大，每服⑤，食后送下⑥。

肝连丸

宣连八两　白羊肝付⑦

羊肝勿令下水，以线结定总筋⑧，吊柃⑨高处，晒干⑩血一宿，轻轻剥去外膜，可将刀先于木板上同下去肝粉，

---

① 常："常"下疑夺"服"字，邺钞本作"宜服"。

② 乃下孙逐："孙"字疑衍，邺钞本四字作"又下逐"，宜参。

③ 初：邺钞本作"必"，义胜。

④ 大黄……黄连一两：《银海》卷上同名方作"黄连、黄芩各一两，大黄三两，酒浸过炒"。

⑤ 每服：《银海》卷上"服"后有"三十丸"三字。

⑥ 食后送下：《银海》卷上作"热水下"。

⑦ 白羊肝付：《银海》卷上作"白羊子肝一副"，义长。

⑧ 以线结定总筋："以"原作"似"，"筋"原作"䈥"，据《银海》卷上及日钞乙本、邺钞本改。

⑨ 柃（líng 铃）：本指栏杆横木，在此文义不属。日钞甲本"柃"作"袊"，恐共误，《银海》卷上作"起"，日钞丙本及邺钞本并作"於"，当是。"於"草字字形近"柃"，疑因致误。

⑩ 干：原残损漫漶，日钞丙本作"乾（干）"，于义为长，《银海》卷上此句作"滤乾血水"可证，因据改。

筋膜不用①，宣连研②为细末，以干粉③和为丸，每服五十丸，木汤忽④送下⑤。

黄膜上冲障⑥

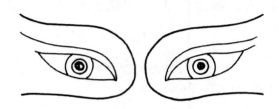

钩刈⑦后，用阴四阳六

问曰：人之患眼黄膜上冲者，何也？

---

① 可将刀……筋膜不用："先于"原作"于先"，据邺钞本改。又"同下去"三字疑有误。《银海》卷上此句作"可将肝置于平木板上，以竹刀割下肝粉，筋膜不用"，于义为长。

② 研：原作"研"，疑因形近而误，据邺钞本及日钞甲、丙本改。

③ 以干（gān 肝）粉：《银海》卷上无"以"字，"干粉"作"肝粉"，义胜。

④ 忽：疑衍，邺钞本无此字，当是。

⑤ 木汤忽送下：日钞丙本"木"作"氷"，邺钞本作"米"，疑并非，或当是"茶"字因形而误，考《银海》卷上此句正作"茶送下"。

⑥ 黄膜上冲障：又名推云、内推云、眼黄膜上冲外障等，因黑睛黄仁间积脓状如黄膜而名，脓液自下向上渐增，故也称黄液上冲。《得效方》卷十六："黑睛从下生，其黄膜上冲，疼痛至甚，闭涩难开。"《瑶函·黄膜上冲症》："此症于风轮下际坎位之间神膏内，初起而色黄者，如人指甲根白岩相似。……若漫及瞳神，其珠必破。"

⑦ 钩刈（yì 易）：一种眼科治病手法，也称钩割法。刈，割。《外台》卷二一："钩者，钩起之谓。割，割去也。"

答曰：此眼初患之时，赤涩泪出①，眼白下边渐生②黄膜，冲上乌精，遮满瞳仁③，皆因脾脏④风冷，胃家热极所致⑤，宜镰刈后服脾散⑥，收攻以曾青膏⑦。

通脾泻胃散⑧

茺蔚子　麦门冬　防风　大黄　知母　天门冬　黄芩各一两

每服四钱，水煎，七八心⑨温服。

---

① 赤涩泪出：《龙木论》卷六此上有"疼痛发歇作时"六字。

② 生：原脱，据《龙木论》卷六及邺钞本补。

③ 眼白下边……遮满瞳仁："瞳"原作"瞳"，据日钞甲本改。《目经大成》卷二上："此症于风轮下际金位之间神膏内生物，黄色，状如鸡脂。稍轻者若黄浆小疱，外面无有，俨人指甲根白岩相类，非针药所能及者；势大不消，必冲出风轮，其睛随破，而眇即不然，金井立散，黑神败而失明。是症最逆。"

④ 脾脏："脾"字原脱，据《龙木论》千顷堂本卷六补。按《龙木论》大业堂本"脾"字作"肾"。若据方治推考，作"脾"义或近之。

⑤ 胃家热极所致：《龙木论》卷六作"胃家极热"。

⑥ 服脾散：疑有讹脱，日钞丙本作"服泻胃散"。据下药方名，恐当作"通脾泻胃散"。《龙木论》卷六此句作"服通脾泻胃散立效"。

⑦ 收攻以曾（céng层）青膏："功"原作"攻"，据邺钞本改。又底本及日钞各本"青"原作"春"，疑形近而误，据邺钞本改。《龙木论》卷六此句作"然后宜点曾青膏"。

⑧ 通脾泻胃散：疑由《龙木论》卷六通脾泻胃汤去黑参而成。原方作"麦门冬、茺蔚子各一两，防风、大黄、黑参、知母各一两，天门冬、黄芩各一两五钱"。

⑨ 七八心：邺钞本及日钞丙本作"空心"，义胜。

曾青膏①

曾青　秦皮　细辛　白芷各一两　龙脑　乳香各三钱②

黄连三钱③　诃子④　木香各一钱⑤

上为细末，水一盏，浸一宿，去渣⑥，熬至半盏，再入蜜⑦四两，再熬成至滴水如珠，以礶⑧贮之，每用一丸，水点之⑨，立效。

迎风洒泪障⑩

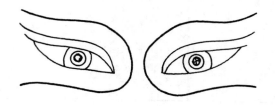

----

①　曾青膏："青"原作"春"，据邺钞本及文义改。方内药名同误并改。《龙木论》卷六有同名方，可参。

②　龙脑乳香各三钱：《龙木论》卷六作"乳头香、龙脑各一分"。

③　三钱：《龙木论》卷六作"五分"。

④　诃子："诃"原作"阿"，据《龙木论》卷六曾青膏改。

⑤　各一钱：《龙木论》卷六作"各一两"。

⑥　渣：原作"查"，据文义改。

⑦　蜜：原漫漶不清，据邺钞本、日钞甲本、日钞丙本及《龙木论》卷六曾青膏改。

⑧　礶（guàn 灌）：同"罐"。

⑨　每用一丸水点之立效："一"字原漫漶不清，据日钞甲、丙本补。《龙木论》卷六此句作"用之点眼，立效"，邺钞本作"每用，井水点之，立效"。

⑩　迎风洒泪障："洒（灑）"原作"漉"，疑因漉、灑形近而误，考《银海》卷上及邺钞本"漉"字正作"灑"，因据改。后文"人之患眼迎风漉泪者"句"漉"字同误并改。又名冲风泪出、冲风泣下、眼风泪、迎风洒泪症、冲风泪出外障等。《神验方·目疾证候总论》："迎风有泪肾之虚。"《普济方》卷七六："肝开窍于目，其液为泪，肝气既虚，风邪乘之则液不能制，故常泪出。"

用阳丹，加片姜粉

问曰：人之患眼迎风洒泪者，何也？

答曰：此眼初患之时，盖因脑风①入眼，遂乃泪②出，拭却③还生，冬月即多，夏月即少④，后三五年间，如冬夏皆泪出⑤。此疾乃泪通于肝⑥，肝属木，肝虚则泪不能收⑦。肝属木，风格之则悲鸣，如肝虚，风动之⑧泪出，宜服细辛丸⑨、茺蔚子散、暖肝汤。

细辛丸

细辛　防风各三两　五味　熟地　人参　茯苓　山药地骨皮各一两

共为细末，炼蜜为丸，如梧桐子大，每服二⑩十丸，清茶下。

---

① 脑风：《龙木论》卷五作"毒风"。

② 泪：原脱，据《龙木论》卷五补。

③ 拭却：原作"拭脚"，义不可通，据《龙木论》卷五及《银海》卷上改。

④ 冬月即多夏月即少：《银海》卷上两句互乙。

⑤ 后三五年……泪出：《龙木论》卷五"后"下有"至"字；"如"作"不分"，且"皆"后有"有"字。《银海》卷上此句作"后若经二三年间，不以冬夏皆有"。

⑥ 此疾乃泪通于肝："疾"字原残损漫漶，"泪"原作"汩"，并据《银海》卷上改补。

⑦ 肝属木……泪不能收："属"字原作"柔"，日钞丙本作"柔"，疑并误，据《银海》卷上及邺钞本改。下"肝属木，风格之"句"属"字据此并改。《银海》卷上此十字作"肝属木，目乃肝之外候，为肝虚风动则泪流，故迎风泪出"。

⑧ 风动之：据文义，"之"下疑夺"则"字。

⑨ 细辛丸："丸"字原脱，据后药方名及《龙木论》卷五补。

⑩ 二：疑由"三"残破所致，日钞各本均作"三"。

茺蔚散①

茺蔚子　防风　藁本　知母　黄芩　芎劳　细辛　五味各一两②

每服六钱，水煎，食后温服。

暖肝汤

五味　细辛　防风　藁本各两半　熟地　知母　黄芩芎劳　人参　茯苓　山药各一两

每服五钱，水煎，食③温服。

眯目飞尘障④

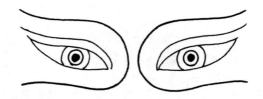

---

① 茺蔚散：据前文方名，"茺蔚"后疑夺"子"字。本方疑由《龙木论》卷五暖肺汤去干地黄加防风而成。

② 各一两：《龙木论》卷五暖肺汤药量作"茺蔚子、细辛、五味子、干地黄、藁本各一两半，知母、黄芩、芎劳各一两"。

③ 食：据文义，其下疑夺"后"字。

④ 眯目飞尘障："眯"原作"昧"，据《龙木论》及日钞甲本、邺钞本改。"尘"原作"鹿"，疑其与"尘"的繁体字"塵"因形近而误，据文义及后文"因飘尘入眼"句改。下"眯目飞座者何也"句，眯、座二字同误并改。又名眯目、眯目飞扬证、异物入目、眯目飞尘外障等。《圣惠方》卷三三"夫眯目者，是飞飏诸物、尘埃之类入于眼中，黏着不出，遂令疼痛难开也。"《准绳·七窍门上》："眯目飞扬证，因出行间，风吹沙土入目，频多揩拭，以致血气凝滞而为病也。"

用阳丹与片①

问曰：睐目飞尘②者，何也？

答曰：此眼初患之时，因飘尘入眼③，黏贴睑皮，睛上疼痛，糁涩难开④，不辨人物。治三须出眼皮⑤，用绵裹针，捂出殊物⑥，宜药点即愈⑦。若此疼痛日久，致使七情欲浩⑧，肝隔⑨发热，心家劳损见翳，车前子散⑩，后服宁心丸⑪。

车前子散⑫

车前子　五味　赤芍各一两⑬　细辛　黑参　茯苓　人

---

① 片：据迎风流泪障"用阳丹，加片姜粉"句，"片"当即"片姜粉"。

② 尘：原作"座"，字书未见，疑为"塵"之俗体，考《龙木论》卷五及日钞甲、丙本正作"尘"，因据改。

③ 因飘尘入眼：《龙木论》卷五作"皆因风吹尘物入眼"。

④ 黏贴……糁（sǎn 伞）涩难开：《龙木论》卷五作"贴睑皮黏定，睛上疼痛，隐涩难开"。糁涩，黏涩之意。《释名·释饮食》："糁，黏也。"

⑤ 治三须出眼皮：邺钞本"三"作"法"，疑或未妥。据胞肉胶凝障"治之须番出里面"及《龙木论》卷五"欲治之时，须翻眼皮"句度之，疑"三"当为"之"字之误，考日钞丙本正作"之"，宜参。

⑥ 用绵裹针捂（wǔ 五）出殊物："捂"义未明，日钞乙本作"梧"，邺钞本作"取"，疑并非。《龙木论》卷五及日钞丙本此句作"用绵裹针，拨出睐物"，义胜。殊物即异物。

⑦ 愈：原作"惠"，文义不属，邺钞本作"宧（宁）"，仍觉未的。考日钞乙、丙本"惠"字作"愈"，义胜，因据改。

⑧ 欲浩：据文义恐当作"欲好"，"浩""好"疑因声而误。

⑨ 隔：日钞甲本作"膈"。隔、膈古字通。《说文·阜部》"隔"朱骏声通训定声："隔，字亦作膈。"

⑩ 车前子散：《龙木论》卷五作"急服退翳车前散"。

⑪ 宁心丸：《龙木论》卷五作"补肝丸"。

⑫ 车前子散：即《龙木论》卷五车前散。

⑬ 各一两：《龙木论》卷五同名方为"各一两半"。

参　大黄　桔梗①

每服三钱，水一盏煎，食后温服②。

宁心丸③

泽泻　菖蒲④各两半　山药⑤　人参　茯苓　远志　防风　知母　熟地黄各一两⑥

上为细末，炼蜜为丸，梧桐子大，每三十丸，空心茶送下⑦。

打撞伤损障⑧

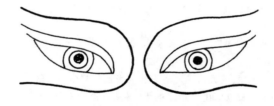

---

① 桔梗：《龙木论》卷五同名方此下有"各一两"三字。

② 每服三钱……食后温服：《龙木论》卷五作"上为末，以水一盏，散一钱，煎至五分，食后去渣温服"。

③ 宁心丸：疑由《龙木论》卷五补肝丸易名而来，本方除以熟地黄易干地黄，余尽同该方。

④ 蒲：原作"莆"，邺钞本及日钞各本并作"蒲"，因据改。

⑤ 山药：《龙木论》卷五补肝丸作"干山药"。

⑥ 熟地黄各一两：《龙木论》卷五补肝丸作"干地黄各二两"。

⑦ 上为细末……茶送下："每"原作"母"，据邺钞本、日钞各本及前后文例改。《龙木论》卷五补肝丸此句作"上为末，炼蜜为丸如桐子大，空心茶下十丸"。

⑧ 打伤损障：又名被物撞打、打伤损肿、撞刺生翳或撞刺生翳外障。一种因眼外伤致生的翳障。《得效方》卷十六："因撞刺生翳，疼痛无时，经久不安者，复被物撞之，兼为风热所攻，转加痛楚，昏暗不见。"《银海》卷上："失于调治，溃痛发肿，伤于风轮，酿成大患或至瞎，进无治法也。"

用阴三阳七

问曰：打伤损者，何也？

答曰：此眼初患之①时，被②物撞刺着，稍迟，治疗不效③，使血停积，瘀睛④珠在⑤睑眦之间，久则变生翳膜⑥。遮时⑦，不宜钩刈⑧。先服人参退翳汤⑨，次服茺蔚子汤⑩。

人参退翳汤⑪

人参　黑参　茯苓　黄芪　五味　羌活　细辛　车前子各两半⑫

每服三钱，水一盏煎，食后温服。

---

① 之：本作"元"，疑因其草字形体近"之"而讹，据《龙木论》卷五、日钞各本及前后问答文例改。

② 被：《龙木论》卷五"被"前有"因"字。

③ 不效：《龙木论》卷五作"不尽"。

④ 睛：原作"晴"，据日钞甲本及文义改。

⑤ 在：原作"不"，据日钞乙、丙本及《龙木论》卷五"有余痕积血在睑眦之中"句改。

⑥ 久则变生翳膜：《龙木论》卷五此句作"致使生翳"。

⑦ 遮时：邺钞本及日钞乙本作"遮晴"，日钞丙本作"遮睛"，疑并非。遮，犹"这"。遮时，此犹言"这个时候，这种情况下"，《龙木论》卷五作"如此病状"。

⑧ 不宜钩刈：《龙木论》卷五作"不宜钩割熨烙"。

⑨ 先服人参退翳汤：《龙木论》卷五作"宜服人参汤"。

⑩ 茺蔚子汤：《龙木论》卷五作"退热茺蔚子散"。

⑪ 人参退翳汤：方中"黄芪"疑当作"黄芩"，芪、芩或由音转致误。据方药证治考之，疑本方即《龙木论》卷五人参汤易名而来。

⑫ 人参……各两半：《龙木论》卷五人参汤作"人参二两，茯苓、黄芩、五味子、黑参、羌活、细辛各一两，车前子一两半"。

茺蔚子汤①

茺蔚子二两　防风　芎䓖　桔梗　人参　知母各一两
藁本五钱　白芷二钱

上为细末，服一钱，食后饮调下②。

鹘眼凝睛障③

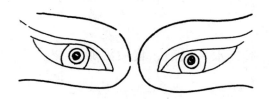

问曰：鹘眼凝睛者，何也？

答曰：此眼初患之时，忽然痒疼疾出④，或轮振起皆

---

①　茺蔚子汤：疑由《龙木论》卷五退热茺蔚（一本有"子"）散易名而来，二方药治并同，唯药量少异。

②　上为细末……饮调下：据文例，"服"前疑夺"每"字。又据暴风客热障补肝丸服食法，疑"食后"或夺"米"字。《龙木论》退热茺蔚散此句作"上捣罗为末，每日米汤调下一钱"。

③　鹘（hú 胡）眼凝睛障：又名鹘眼凝睛外障或鱼睛不夜。鹘，一种最小的鹰类猛禽，也叫隼。《准绳·七窍门上》："其状目如火赤，绽大胀于睥间，不能敛运转动，若庙塑凶神之目，犹鹘鸟之珠赤而绽凝者。凝，定也。"

④　痒疼疾出："疾"疑为"泪"字因形而误，《龙木论》卷四正作"痒痛泪出"，义胜。

硬①，难②回转，不③辨人物，皆脏虚热冲上脑中④，风毒入眼致此疾⑤。宜针引诸次以通血脉⑥，后用摩风膏涂之⑦。宜服搜风汤泻肝散⑧。

摩风膏⑨

黄芪　细辛　当归　杏仁　白芷　松枝各一两　黄蜡各二两

上，用清油四两，以蜡熬成膏，入诸药没⑩涂之。

---

①　或轮振起皆硬：邺钞本"或"字作"五"，宜参。《龙木论》卷四此句作"五脏眼起皆硬"，《普济方》卷七九作"五轮胀起皆硬"，于义为长，疑"振"、"眼"并因与"脤"形近而误。

②　难：《龙木论》卷四及《普济方》卷七九"难"后并有"以"字。

③　不：《龙木论》卷四及《普济方》卷七九并作"难"。

④　皆脏虚热冲上脑中："皆"下疑夺"五"字。底本"脑"原作"膔"，据《龙木论》《普济方》及日钞甲、丙本改。《龙木论》卷四及《普济方》卷七九此句并作"此疾皆因五脏热壅冲上脑中"。

⑤　风毒入眼致此疾：《龙木论》卷四作"风热入眼所使"，《普济方》卷七九作"风毒入眼致使然也"。

⑥　宜针引诸次以通血脉：邺钞本"引诸次"作"诸穴"，宜参。次、穴疑因形致误。《普济方》卷七九此句作"宜针引血脉"，《龙木论》卷四同，唯"宜"前有"切"字。

⑦　宜针引诸……摩风膏涂之：《龙木论》卷四、《普济方》卷七九无"后"字，"用"并作"以"，且三句内容当在"不辨人物"后，与"皆脏虚热冲上脑中，风毒入眼致此疾"句互乙。

⑧　宜服搜风汤泻肝散：《龙木论》卷四作"宜服泻肝汤、抽风散"，疑"抽""搜"因字形相近而误。《普济方》卷七九"泻肝"皆作"泻膈"。

⑨　摩风膏：据《龙木论》卷四摩风膏，疑此方或夺"防风"。《普济方》卷七九所载鹘眼凝睛外障主治方摩风膏作"黄芪、细辛、当归、杏仁各一两，防风、松脂、黄蜡各二两，白芷一两五钱，小麻油四两五钱"。

⑩　上……涂之："药没"疑或为"药末"之误。《龙木论》卷四此句作"上为末，煎成涂之"。

泻肝散①

防风　茺蔚子　黄芩　大黄②　黑参　桔梗　芒硝各
一两

上为细末③，水一盏煎，食后温服④。

搜风汤⑤

石决明　车前子　五味　黄芩⑥各二两⑦　人参　细辛
知母各两半⑧

上为细末，每服四钱，茶汤送下⑨。

---

① 泻肝散：《龙木论》卷四作"泻肝汤"，《普济方》卷七九作"泻膈汤"。

② 大黄：《龙木论》卷四、《普济方》卷七九并在"茺蔚子"之前。

③ 上为细末：《龙木论》卷四作"上捣罗为细末"，《普济方》卷七九作"上为末"。

④ 水一盏煎食后温服：《龙木论》卷四作"以水一盏，散一钱，煎至五分，去渣，食后温服"，《普济方》卷七九同，唯末句作"食后去滓温服"。

⑤ 搜风汤：疑由《龙木论》卷四及《普济方》卷七九"抽风散"易名而来。

⑥ 黄芩：《龙木论》卷四及《普济方》卷七九并作"茯苓"。

⑦ 各二两：《普济方》卷七九作"各一两"。

⑧ 石决明……知母各两半：《龙木论》卷四作"石决明、茯苓、车前子、五味子、人参、细辛、知母各一两半"，《普济方》卷七九作"石决明、车前子、茯苓、五味子各一两，人参、细辛、知母各一两五钱"。

⑨ 上……茶汤送下："汤送下"原漫漶不清，据日钞甲本补。《龙木论》卷四作"上，捣罗为末，食后米饮汤调下一钱七分"，《普济方》卷七九作"上为末，食后米饮调下一钱"。

风吹出睑障①

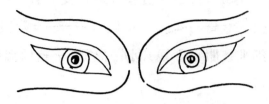

镰出血后，似②清油铜匙醮□③上烧热，烙三五次④，用阴三阳七

问曰：风吹出睑者，何也？

答曰：此眼初患之时，赤涩泪出，黏浓不出，皆因脾胃受风⑤，肝隔⑥积热，壅毒在于睑眦之间⑦，久则致眼皮

---

① 风吹出睑障：又名风牵睑出、脾翻黏睑、皮翻黏睑、皮翻症、风牵睑出外障等，以病发下睑者居多，症见眼睑外翻难以闭合，眼干涩流泪，甚或黑睛生翳。《银海》卷上："风牵出睑者，脾胃受风，壅毒出胞睑之间，睑受风而皮紧，脾受风则肉壅，此皮紧肉壅，风牵出睑，泪出汪汪……此症一年半载易治，若年久肉坚难治。"

② 似：据文义当作"以"。

③ □："□"原漫漶残损，据文义，疑或为"火"字。

④ 烙三五次：《龙木论》卷四作"熨烙三五度"。《银海》卷上："肉坚厚者，用火烙三五度，至皮转为度。"

⑤ 皆因脾胃受风：《龙木论》卷四作"盖因胃气受风。"

⑥ 隔：《龙木论》卷四作"膈"。

⑦ 壅毒在于睑眦之间：《银海》卷上作"壅毒出胞睑之间"。《龙木论》卷四作"壅毒在睑眦。"

番出①。宜镰洗出血□熨烙，后服黄芪汤②，点白蔹膏③。

黄芪汤④

黄芪　人参　茯苓　黄芩　地骨皮　大⑤黄各二两　甘草五钱⑥

上为细末，服每五钱，水一盅煎⑦，食后温服⑧。

白蔹膏⑨

白蔹⑩　白及⑪　蕨白⑫各一两

---

① 久则致眼皮番出：《龙木论》卷四作"致使眼皮翻出"。番，通"翻"。《准绳·七窍门上》："睊翻黏睑证乃睊翻转贴在外睑之上，如舌舐唇之状。"

② 宜镰洗……服黄芪汤：句中疑有夺脱。"□"字漫漶不清，日钞乙本作"兼"，日钞丙本作"瘀"。《龙木论》卷四此句作"切宜镰洗，散去瘀血，熨烙三五度，然后服黄芪汤"，于义为长。

③ 白蔹膏：原作"自蔹膏"。后文方药名及《银海》《龙木论》风牵睑出治方并作"白敛膏"。《本经》"白敛"作"白蔹"，因据改。

④ 黄芪汤：疑由《龙木论》卷四同名方去芜蔚子和防风而成。原方作"黄芪、芜蔚子各二两，防风一两半，地骨皮、茯苓、川大黄、人参、黄芩各一两，甘草半两"。

⑤ 大：《龙木论》卷四"大"前有"川"字。

⑥ 甘草：原作"井草"，据《龙木论》卷四暨日钞各本改。

⑦ 煎：原作"前"，据鹘眼凝睛障泻肝散文例及日钞各本改。

⑧ 上为细末……食后温服：《龙木论》卷四作"上为末，以水一盏，散一钱，煎至五分，食后去渣温服"。

⑨ 白蔹膏："蔹"原作"蔹"，据《本经》及日钞各本改。本方疑由《龙木论》卷四"白敛膏"改易而来，原方作"白敛、白及、白芷各一两，突厥子两半"。

⑩ 蔹：底本及日钞各本原作"敛"，据《本经》改。

⑪ 及：原作"芨"，据《本经》改。

⑫ 蕨白：恐当作"突厥白"。《银海》卷下白敛膏方药为"好白及、小白芷、白敛"，《龙木论》卷四同名方更有"突厥子"，疑即此药。《证类本草》卷十四："突厥白，味苦，主金疮，生肉止血，补腰续筋。出突厥国，色白如灰，乃云锻石共诸药合成之，夷人以合金疮。……其根黄白色，状似茯苓而虚软，苗高三四尺，春夏叶如薄荷，花似牵牛而紫，上有白棱，二月八月采根。"

上为细末，用片酥熬成膏①贴患处②，日换三次。

蝇头蟹眼障③

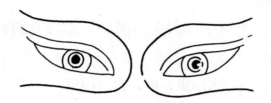

用小针穿破突起蟹眼，流出清水，用阴三阳七

问曰：人之患眼，蝇头蟹眼者，何也？

答曰：此眼初患之时，疼痛发歇④，泪出头痛⑤，皆是

---

① 片酥熬成膏：《龙木论》卷四作"牛酥五两煎为膏"，《银海》卷下作"牛脂熬成膏"。"片"字作"牛"当是，疑因形近而误。

② 贴患处：《龙木论》卷四作"早晨涂在眼睛内，夜半涂亦得"。

③ 蝇头蟹眼障：又名蟹珠、蟹睛、蟹目、蟹睛突起、蟹睛横出、蟹睛疼痛外障等，为黑睛病严重阶段溃破穿孔变症之一，因乌睛破损，黄仁自溃口绽出，状如蝇头或蟹睛，故名。《准绳·七窍门上》："蟹睛证谓真睛膏损，……神膏绽出黑颗，小则如蟹睛，大则如黑豆，甚则损及瞳神。"《目经大成》卷二上："蟹睛横出……视风轮上有黑珠一颗，周围肤翳略缠者是。盖缘暴风客热暨水衰火炎，医不合法，致凝脂、黄液、木疡诸病蚀破青睛，黑睛从破处而出，始如蝇头，中如蟹睛，甚则横长如黑豆。"按本症以"蝇头蟹眼"为名，然述症、方治多糅杂《龙木论》"突起睛高外障"内容。《银海》卷上："突起睛高，险峻厉害之症也……五脏之气毒攻五轮之瞳，初起麻木疼痛，汪汪泪出，病势汹涌，卒暴之变莫测。"

④ 疼痛发歇：《龙木论》卷四突起睛高外障作"皆因疼痛发歇作时"。

⑤ 泪出头痛："泪"字原漫漶不清，据邺钞本及日钞各本补。"痛"字原脱，据邺钞本补。

五脏毒风所侵①，致令乌睛上有黑翳突起②，如蝇头蟹眼之像③，初觉急，宜服桔梗饮，后服补睛丸④。若有蟹眼突起，可用小针穿破⑤，流出清水⑥，吹药。

桔梗饮⑦

桔梗　茺蔚子　大黄　黑参　赤药⑧　防风　黄芩芒硝各一两

每服三钱，水一盏，煎，食后温服。

①　皆是五脏毒风所侵：《龙木论》卷四突起睛高外障"皆"作"盖"，"侵"作"致"。

②　致令乌睛上有黑翳突起："上""黑"二字原残破不清，据郖钞本暨日钞各本补。《龙木论》卷四蟹睛疼痛外障此句作"致令瞳人突出如黑珠子"。

③　如蝇头蟹眼之像：像，古通"象"。后离睛蟹眼障"像"字同此。《龙木论》卷四蟹睛疼痛外障此句作"又如桃李相似，此是蟹睛眼也"。

④　宜服……后服补睛丸：据下药方名，疑"补睛丸"当作"补肾还睛丸"。《龙木论》卷四蟹睛疼痛外障作"宜服泻肝汤、补胆丸、镇肾决明丸"，突起睛高外障乃作"只宜服退热桔梗饮子、还睛丸"。

⑤　若有……用小针穿破："眼"原作"服"，据文义及日钞各本改。"破"字原夺，据上治则"用小针穿破突起"句及郖钞本补。《龙木论》卷四突起睛高外障云："此疾不宜针灸钩割……若要平稳，用针针破"。《银海》卷上黑翳如珠："用小锋针逐个横穿破，其黑翳中有恶水流出即平"；"久积黑翳高者，宜挑破珠头。"

⑥　清水：《龙木论》卷四突起睛高外障作"青汁"。

⑦　桔梗饮：《龙木论》卷四突起睛高外障作"退热桔梗饮子"，药味药量与此并同。

⑧　赤药：疑为"赤芍药"之误，《龙木论》卷四退热桔梗饮子作"芍药"。

补肾还睛丸①

远志　茺蔚子各二两②　　人参　车前子　防风　茯苓
山药③　五味　细辛各两半④

上为细末，为此知梧桐子大⑤，每服三十丸，清茶
送下⑥。

离睛蟹眼障⑦

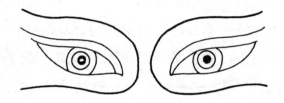

问曰：人之患眼，离睛蟹眼者，何也？

---

① 补肾还睛丸：《龙木论》卷四突起睛高外障作"还睛丸"。

② 各二两：《龙木论》卷四还睛丸无此三字。

③ 山药：《龙木论》卷四还睛丸作"干山药"。

④ 细辛各两半：《龙木论》卷四还睛丸作"细辛各一两"。

⑤ 上……梧桐子大：日钞各本"为此知"三字并作"为丸如"，义胜。考《龙木论》卷四还睛丸此句正作"上为末，炼蜜为丸如桐子大"。

⑥ 每服……清茶送下："十丸"二字原脱，据日钞各本补。《龙木论》卷四还睛丸此句作"空心茶下十丸"。

⑦ 离睛蟹眼障：又名蟹睛疼痛外障，即蟹睛。《圣济总录》卷一零六："脏腑壅滞，肝经积热，上冲于目，令人目痛睛疼。若毒气结聚甚，则黑睛上生黑珠子如蟹目状，故以名之。或有如豆者，名曰损翳，或曰离睛，又曰蟹睛。"《银海》卷上："蟹睛疼痛者……起于瞳人，肝肾之病焉，其翳如豆如珠；蟹睛者，其翳起占瞳人，翳根小而苗大，此乃脏腑之病，膈中壅毒，脏气伏热，赤涩泪出，疼痛难开，羞明怕日，其翳发起，尖高如蟹睛一般形状。"

答曰：此眼初患之时，忽然肿①痛，坐卧不安②，赤涩泪出，怕日羞明，皆五脏壅毒伏热隔中③，胆④气不足，致令瞳仁突出如黑珠子，极则⑤桃李之像，名曰离睛蟹眼⑥，宜服除⑦风黄芪汤。

黄芪汤⑧

人参　茯苓　大黄各一两　知母二两　黄芪两半　防风　地骨皮　远志⑨

每服五钱，水一盏，食后温服⑩。

---

①　肿：《龙木论》卷四蟹睛疼痛外障作"疼"。

②　坐卧不安：《龙木论》卷四蟹睛疼痛外障"安"作"得"。

③　皆五脏壅毒伏热隔中："皆"原作"旹"，据《龙木论》卷四改。《龙木论》卷四此句作"皆是肝脏伏热膈中"。

④　胆：原作"瞻"，疑与"胆"的繁体字"膽"字因形近致误，据《龙木论》卷四及邺钞本、日钞各本改。

⑤　极则：邺钞本作"如"，《龙木论》卷四作"又如"。

⑥　名曰离睛蟹眼：《龙木论》卷四作"此是蟹睛眼也"。

⑦　除："除"字原作"阴"，疑与"阴"的繁体字"陰"形近而误，据文义及邺钞本、日钞甲本改。

⑧　黄芪汤：据上文"宜服除风黄芪汤"句，"黄芪"前疑夺"除风"二字。据方药考之，本方疑由《龙木论》卷四漏睛脓出外障主治方"治风黄芪汤"易名而成。

⑨　人参……远志：《龙木论》卷四治风黄芪汤作"黄芪一两半，防风、远志、地骨皮、人参、茯苓、大黄各一两，知母二两"。

⑩　每服五钱……温服：《龙木论》卷四治风黄芪汤作"上为末，以水一盏，散一钱，煎至五分，去渣温服"。

天行赤眼障①

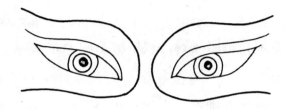

用阴二阳八

问曰：天行赤眼者，何也？

答曰：此眼初患之时，皆因气流行②，忽然疼痛③泪出，鼻塞，或轻或重④，七日或十四日不愈⑤，初患一眼，

---

① 天行赤眼障：又名天行赤目、天行赤热、天行气运、天行暴赤、朱炎猛旭、暴赤肿痛眼、天行后赤眼外障等，今称暴发性火眼或红眼病，症见气轮红赤或点片状溢血等，可在较大范围传染流行。《银海》卷上："天行赤眼者，谓天地流行毒气，能传染于人，一人害眼传于一家，不论大小皆传一遍，是谓天行赤眼。……此症只气候瘴毒之染，虽肿痛之重，终不伤黑睛瞳仁也。"

② 皆因气流行："因"下疑夺"毒"或"时"字。《银海》卷上："天行赤眼者，谓天地流行毒气。"《目经大成·天行气运》："乃时气流行。"

③ 疼痛：《龙木论》卷五作"赤肿"。

④ 或轻或重：《龙木论》卷五此前有"鼻塞"二字。

⑤ 七日或十四日不愈：《龙木论》卷五无此句。"愈"字原作"念"，日钞乙本作"愈"，义胜，因据改。后天行赤眼生翳障"念"字疑同误。

后乃相牵①，不宜镰洗②，宜泻肝散洗眼散③。

泻肝散④

知母　黄芩　桔梗⑤　细辛　大黄　茺蔚子　羌活一两⑥

上为细末，每服三钱，食后清茶调下。

洗眼散⑦

黄柏　甘草　细辛　黄芩　防风

共为细⑧末，每服三钱⑨，水一盏，煎热，一日洗三次。

---

① 初患……后乃相牵：《龙木论》卷五作"还从一眼先患，后乃相牵俱损"。

② 不宜镰洗：《龙木论》卷五作"切宜镰洗去瘀血"。《银海》卷上："此症与内无损，极甚者，二七不疗自愈，切不可刺洗去血。"

③ 宜泻肝散、洗眼散：《龙木论》卷五作"宜服泻肝汤，用洗眼汤"。

④ 泻肝散：疑由《龙木论》卷五天行后赤眼外障主治方泻肝散（一作汤）去黑参而成。

⑤ 桔梗：《龙木论》卷五泻肝散"桔梗"后有"各一两半"四字。

⑥ 一两：据文义，"一"前疑夺"各"字。

⑦ 洗眼散：疑由《龙木论》卷五洗眼方（一作汤）裁成，原方作"秦皮、甘草、细辛、黄芩各一两，防风一两半"，无黄柏。

⑧ 细：原作"绸（chóu 愁）"，文义不属，据日钞各本改。

⑨ 每服三钱：据方名及后文"煎热，一日洗三次"语推之，"每服三钱"或误，疑"服"字或当作"用"。

天行赤眼生翳障①

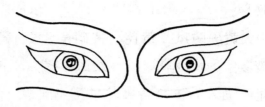

用阴四阳六吹②

问曰：天行赤眼生翳者，何也？

答曰：此眼初患之时，因天行赤眼，后缠延不愈③，时常赤肿泪出④，或痒或痛，皆因出外太早，致风入于⑤，

---

① 天行赤眼生翳障：又名暴赤生翳、赤眼后生翳、大患后生翳、暴赤眼后忽生翳、暴赤眼后急生翳外障等，为一种脏腑积热、风热毒邪外侵所致的眼翳膜症。《得效方》卷十六："此证轻则无妨，重则疼痛而白睛红花，乃生翳膜。"《银海》卷上："天行赤眼后生白翳者，何也？……邪气甚伤经络也，外邪甚则伤肝，肝受伤则生翳。"又："大患后生翳者，与天行赤眼同一症也，虽同，无生翳之患。天行赤眼只一候，或七日愈矣。……大患者，初起陡然而起肿痛，发来甚重，沙涩难忍，憎寒作热，坐卧不安，或通夜行至达旦，羞明怕日，泪出如汤，鼻涕溏流，两眼肿起如桃，日夜呻吟，饮食无味，二七不愈，遂生翳如黄脓疥疮，占在风轮，其脑牵痛。"

② 吹：日钞乙本旁批云："蒙前后文例，吹字恐衍"。

③ 愈：原作"念"，日钞乙本作"愈"，于义为长，因据改。

④ 时常赤肿泪出：《龙木论》卷五作"忽然白睛赤肿泪出"。

⑤ 于：邺钞本作"眼"，宜参。

积热在胸隔之间，奏理眼眩赤烂，久则渐生翳膜①，遮蔽瞳②仁。若眼红紫有污血，先服洗肝散，次服镇心丸③。

洗肝散④

羌活　大黄　防风　黄芪　芒硝各一两　黄芩　桔梗　茺蔚子　黑参各一两半

镇心丸⑤

羌活　石决明　藁本　山药　细辛　人参　五味　车前子　茯苓各两半

共为细末，炼蜜为丸，如梧桐子大，每服三十丸，清茶送下⑥。

---

① 致风入于……渐生翳膜：邶钞本"眩"作"弦"。日钞乙本"腠理"在"于"字之后，义胜。奏，古通"腠"，皮肤肌肉的纹理。《仪礼·公食大夫礼》："载体进奏。"胡培翚正义："肉理谓之腠，又谓之奏。"《龙木论》卷五此句作"皆是肝心壅毒在胸隔之间，更相击发，脏气上冲，致使如此"。

② 瞳：原作"肿"，疑因与"肿"的繁体字"腫"形近致误，据文义及日钞乙、丙本改。

③ 若眼红紫……镇心丸：《龙木论》卷五暴赤眼后急生翳外障作"切宜镰洗出血，后饮芦根饮子、镇肝丸，立效"。

④ 洗肝散：疑由《龙木论》卷五暴赤眼后急生翳外障主治方芦根饮子去芦根一两，加桔梗、茺蔚子各一两而成。此方原无用法。《龙木论》卷五"各一两半"下有"上捣罗为末，以水一盏，散一钱，煎至五分，食后去渣温服"。

⑤ 镇心丸：据方药考之，当即《龙木论》卷五暴赤眼后急生翳外障主治方镇肝丸易名而来，唯用量少异，原方作"羌活、石决明各二两，藁本一两半，干山药、细辛、五味子、茯苓、车前子、人参各一两"。

⑥ 每服三十丸，清茶送下：《龙木论》卷五镇肝丸作"空心茶下十丸"。

暴风客热障①

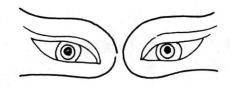

用阴三阳七

问曰：暴风客热者，何也？

答曰：此眼初患之时，忽然白睛红肿②，壅充包，小乌乌睛，或痛③，泪出难干开④，此是肺家受风不散，久则发热攻眼中，致令白睛浮肿⑤，先服洗肝散⑥，后服补肝

---

① 暴风客热障：又名暴风客热或暴风客热外障等，俗称暴发火眼。《银海》卷上："暴风客热者，肝肺二经病，故白仁生虚翳，四围壅绕，朝伏黑暗，凹入白仁，红翳壅起，痛涩难开。……暴者，乍也，骤也，陡然而起。"

② 红肿：《龙木论》卷五及《普济方》卷七六并作"胀起"。

③ 壅充包……或痛：邺钞本"包小"作"两胞"，"乌乌睛"作"乌睛"。此句晦涩难解，《普济方》卷七六引《龙木论》暴风客热外障作"都覆乌睛，红肿，或痒或痛"。

④ 泪出难干开：《龙木论》卷五及《普济方》卷七六并作"泪出难开"，义胜。

⑤ 此是……白睛浮肿：《龙木论》卷五作"此是暴风客热久在肺脏，上冲肝膈，致令眼内浮胀白睛"。

⑥ 先服洗肝散：据后文药方名及《龙木论》卷五，"洗肝散"当作"泻肺汤"。

丸①，合用袖风煎②点之。

泻肺汤③

羌活　黄芩　黑参各一两　桔梗　大黄　地骨皮　芒硝各一两

每服四钱，水一盏煎，食后温服④。

补肝丸⑤

藁本　白芷　车前子　石决明　天麻　防风　细辛各一两

共为细末，每服三钱，食后米汤调下⑥。

搜风煎⑦

黄柏　秦艽⑧　防风　细辛　黄连　木香各五钱　薄荷一钱

---

①　补肝丸：《龙木论》卷五及《普济方》卷七六"丸"并作"散"。

②　袖风煎：据后文方名，疑"袖"或为"抽"字之误。考《龙木论》卷五"袖风煎"正作"抽风煎（一本作'散'）"，《普济方》卷七六作"抽风散"。

③　泻肺汤：《龙木论》卷五有同名方，主治暴风客热外障症。

④　每服……食后温服：《龙木论》卷五作"上为末，以水一盏，散一钱，煎至五分，食后去渣温服"。

⑤　补肝丸：据方后诸药修治及服法，疑"丸"或为"散"字之误。此方疑即《龙木论》卷五暴风客热外障补肝散去芍药而成，唯原方药量作"藁本二两，白芷、车前子、石决明各一两半，芍药、天麻、防风、细辛各一两"。

⑥　共为细末……米汤调下：《龙木论》卷五作"上为末，每日空心米汤调下一钱"。

⑦　搜风煎：疑即《龙木论》卷五抽风煎（一作"散"）去秦皮、龙脑加薄荷、葛花而成，原方药量作"黄柏、秦皮、秦艽、防风、细辛各一两，黄连、木香各五钱"。

⑧　秦艽："艽"原作"芒"，据《龙木论》卷五抽风煎及邺钞本改。

上为细末，水一中，浸一夜，去滓①，葛花一钱②，蜜③四两，熬成膏点之④。

肝风积热障⑤

用⑥三阳一

此眼初患之时，忽然发动，赤涩生翳⑦，或聚或散⑧，初觉尚轻，年久渐重⑨，因肝中积热，毒气冲上脑，流注于目，致生此疾⑩。先用酒调散，后服洗肝散⑪。

---

① 水一中浸一夜去滓：《龙木论》卷五"中"作"盏"，"滓"作"相（渣）"。中，义同"盅"。

② 葛花一钱：邺钞本"葛花"作"菊花"，可参。《龙木论》卷五此四字原作"入龙脑少许"，《银海》卷上作"入龙脑一钱"。

③ 蜜：原作"密"，据《龙木论》卷五改。

④ 熬成膏点之：《龙木论》卷五作"同煎为膏，点眼"。

⑤ 肝风积热障：底本无此症，据邺钞本补。又名肝风积热或肝虚积热外障等。《银海》卷上："肝风积热者，肝家劳苦，七情郁结，二三年间来来往往，一发一歇，遂生翳膜……此症多是夜勤灯光观书史，或雕画打银细巧之人，久累肝家，积热成风，肝若受风，必有脑疼，不觉渐渐昏蒙。"

⑥ 用：据前后文例，"用"下疑夺"阴"字。

⑦ 赤涩生翳："涩"原作"湿"，《龙木论》卷三肝虚积热外障此句作"赤色泪出"，《普济方》卷七一据引"色"作"涩"，义胜，因据改。

⑧ 或聚或散：《银海》卷上同，《龙木论》卷三作"或退或聚或散"，《普济方》卷七一作"或退或散或聚"。

⑨ 初觉尚轻年久渐重：《龙木论》卷三作"初时即轻，如经一二年间渐重，致（一本作'瘀'）目不明"。

⑩ 因肝中……致生此疾：《龙木论》卷三作"此疾皆因肝家劳热所作，毒风入脑，眼中觉患。"

⑪ 先用……后服洗肝散：《龙木论》卷三作"可服泻肝汤、青葙子丸，及朱砂煎点之，立效"。

酒调散①

当归　大黄　细辛　赤芍　菊花　苍术　麻黄　桑螵蛸　羌活　茺蔚子　甘草

各等分，每服五钱，水一钟，酒半钟，煎七分，食后温服②。

洗肝散③

黑参　大黄　黄芩　知母各一两　芒硝六钱　桔梗三两　车前子一两

每服五钱，食后温服，水煎④。

打撞伤损障⑤

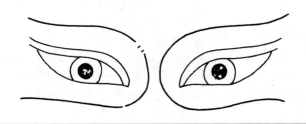

---

①　酒调散：疑即《银海》卷上暴风客热主治方桑螵蛸酒调散加细辛而成。

②　各等分……食后温服：《银海》卷上桑螵蛸酒调散作"上，各等分，用水煎，食后加酒温服，如热甚，加大黄、朴硝，或为末温服，酒调服三钱"。

③　洗肝散：疑由《银海》卷上肝风积热主治方泻肝散加车前子而成。原方药量为"各等分为末"。

④　每服五钱……水煎：《银海》卷上泻肝散作"每服二三钱，食后热水调下，日二次"。

⑤　打撞伤损障：又名打伤损肿、打伤损障、被物撞打、偶被物撞破外障等，今称撞击伤目，多指眼部因钝力撞击受伤而无伤口破损者。

问曰：打撞伤损者，何也？

答曰：此眼初患之时，被物误打撞着①，包睛睑内，珠积血恶，肿痛难开②，镰洗去瘀血③，后捣生地熬之④。若彼恶拳打着，眼珠脱或三寸者，以手掌心揉进睛珠⑤，酒药熬⑥之，不用洗血，先除风汤酒⑦、压热汤⑧，用生地

① 被物误打撞着："着"字原作"看"，文义不属，据日钞乙本改。《龙木论》卷四偶被物撞破外障此句作"忽然被物误有打撞"。

② 包睛……肿痛难开："痛"原漫漶不清，据文义及日钞各本补。日钞乙本"血恶"作"恶血"，义胜。《龙木论》卷四此句作"眼胞青，珠疼痛，恶肿难开"，《普济方》卷八二作"睑胞睛珠痛肿难开"，《银海》卷上血灌瞳人作"忽因物刺着胞睑睛珠，血积不散"。包，古通"胞"。《玉篇·包部》："包，今作胞。"

③ 镰洗去瘀血：日钞丙本"於"作"瘀"，义胜。《龙木论》卷四及《普济方》卷八二此句并作"宜令镰洗出血"。

④ 后捣生地熬之："捣"原作"楬（jiě 姐，又读 qià 洽）"，文义不属，日钞甲本作"揭"，日钞丙本作"鸬"，恐皆误。考《龙木论》卷四及《普济方》卷八二此句并作"后以烂捣地黄绵裹封眼"，疑楬、捣因形近致误，因据改。

⑤ 若彼……揉进睛珠：《银海》卷上："或因恶拳打着，睛珠脱出一二分者，……以手掌心搽（疑当作'揉'）进珠。"彼，古通"被"。《说文通训定声·衣部》："被，叚借又为彼。"

⑥ 熬：原作"敖"，据日钞甲、丙本改。

⑦ 除风汤酒："酒"字疑衍，《银海》卷上血灌瞳人作"除风汤"，《龙木论》卷四、《普济方》卷八二并作"除风散"。

⑧ 压热汤："热"字原作"焫（chè 彻；又读 xiè 谢）"。《类篇·火部》："焫，勑列切，火然（燃）也。又许列切，火气。"文义于此不属。考日钞乙、丙本"焫"字并作"热"，《龙木论》卷四及《普济方》卷八二"压焫汤"正作"压热饮子"，因据改。

酒浸搥烟①，用薄绢②包封睑上，百换三次③，封五日，睑上瘀血尽，宜镰洗去恶血，点清凉膏。

用阳丹与片④

除风汤⑤

防风⑥　车前子　藁本　细辛　五味　芎䓖　桔梗各一两

每服五钱，水一盏煎，食后温服⑦。

压热饮⑧

大黄　人参　知母　茯苓　麦门冬　甘草各七钱⑨

每服三钱，水一盏煎，食后温服。

---

① 搥（chuí 垂）烟：恐当作"搥烂（爛）"，"烟"与"烂"的繁体字"爛"疑因形近而误。《银海》卷上云"打伤之时，搥烂生地黄傅之以散其血"可证。搥，同"捶"，捣。

② 绢：原作"涓"，据日钞乙、丙本改。

③ 百换：日钞乙本"百"作"日"，日钞丙本"百换"作"百挨"，恐并非。因底本纵刻，疑"百"字或为"一日"之误。

④ 用阳丹与片：据诸症文例，五字当在"问曰：打撞伤损者，何也"句前。

⑤ 除风汤：疑即《龙木论》卷四除风散易名而来。

⑥ 防风：《龙木论》卷四作"防风二两"。

⑦ 每服五钱……温服：《龙木论》卷四作"上捣罗为末，用陈米饮汤空心调下一钱七分"。

⑧ 压热饮：疑由《龙木论》卷四压热饮子去犀角、黄芩、黑参而成。

⑨ 甘草各七钱："草"下原衍"一"字，据文义及日钞各本删。《龙木论》卷四压热饮子甘草无药量，"各七钱"作"两半"，且"两半"二字在麦门冬后。

女人血气逆流外障①

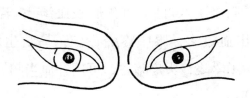

问曰：人之患眼，经脉逆行，若见血灌②瞳仁者，何也？

答曰：此眼初患之时，皆因肝家所攻，若室女或北成妇人③，遇月水④之期闭而热，经不行则流逆血而生于

---

① 女人血气逆流外障：又名女子逆经、室女逆经、倒经血出、逆经赤肿、女子逆经赤涩等。《银海》卷下："女子逆经，血灌瞳人，满眼赤涩者，……此乃室女或肥壮妇人血热经闭，过期不行，则血逆行于上，注于目，灌于睛，外皆红色，或乌睛上起如胬肉。"《古今医统》卷六一："此证因经血不通，气血逆行而上攻于目，故目每害之，满眼红筋，或如血翳包睛之状，甚者血灌瞳人。治此者，但只通经而目随愈。"

② 灌：原字漫漶，据日钞甲本及后文"乌睛上皆红如血灌"和"血灌瞳仁者"两句文义补。

③ 室女或北成妇人：疑"北成"当作"壮盛"，北、壮恐因形而误，考《银海》卷下此句正作"室女或肥壮妇人"。

④ 月水：原作"目水"，月、目疑因形致误，据日钞乙本及《脉经》卷九"下主月水，上为乳汁"句改。

目①，乌睛上皆红如血灌，极甚则乌睛拳肉起②，若血翳包睛③相似。治经须用通经破血之药，使其经脉调顺，其根□自，如南医膜不尽④，重者可吹阴三阳七丹，药轻，血灌瞳仁者，可点⑤阳二阴八丹⑥。宜先服破血汤⑦；若妇人血虚，至期行经，出血过多，眼中疼痛赤涩，乌睛生翳若碎米⑧大，或如鱼鳞白⑨陷，头疼暗昏，可用补血当归散⑩。

破血汤⑪

当归尾　生地　赤芍　川芎各一两　羌活　玄明⑫粉

---

①　流逆血而生于目：日钞各本"生"并作"注"，义胜。日钞丙本此句作"流逆而血注于目"，《银海》卷下作"血逆行于上，注于目"，义并可参。

②　极甚则乌睛拳肉起：《银海》卷下作"或乌睛上起如胬肉"。

③　血翳包睛："翳"原作"医"，据《银海》卷上及日钞丙本"血翳包睛"改。

④　其根□自……膜不尽：两句难解，疑"根"与"退"、"南"与"血"并因形近而误。"□"原漫漶不清，日钞甲、丙本并作"退"。"医（醫）"日钞丙本作"翳"，义胜。据《银海》卷下"只用下气破血通经之药，其血翳自退"文度之，疑此句或当作"其血翳自退，如翳膜不尽"。

⑤　点：原作"占"，据日钞各本改。

⑥　阳二阴八丹："阳"前原衍"阴"字，据文义删。"八"字原作"人"，据日钞甲本及文义改。

⑦　汤：原作"阳"，疑因二字繁体"湯""陽"形近而误，据日钞各本及后文方名改。

⑧　碎米："米"原作"未"，日钞乙本作"末"，疑并误，甲本作"米"，于义为长，因据改。

⑨　白：原作"曰"，据日钞各本及《银海》卷上冰虾翳深"大抵与鱼鳞白陷同也"句改。

⑩　补血当归散：后之方名无"补血"二字。

⑪　破血汤：疑由《银海》卷下调经散增损化裁并易名而来，原方有香附米、栀子、薄荷各一两，无玄明粉、刘寄奴、连翘、菊花。

⑫　明：原作"相"，据文义及日钞甲、乙本改。

刘寄奴　大黄各两半　连翘　黄芩　苏木①　红花　黄连
菊花　木贼一两②　甘草五钱

　　每服六钱，水一盏，好旧酒插，食后服。

　　当归散

　　当归身　熟地　川芎　白芍各两半　白术③　防风　细
辛　菊花　车前子　白芷　茯苓　桔梗　大黄　茺蔚子各
一两　羌活　白蒺藜　甘草五钱

　　每服五④钱，水一盏，食后温服。

午后疼痛昏花外障⑤

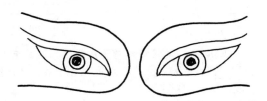

　　问曰：人之患眼，午后疼痛昏花者，何也？

---

①　木：原作"本"，据《银海》卷下调经散及日钞各本改。
②　一两：疑当作"各一两"。
③　白术：原作"白木"，据日钞丙本及文义改。
④　五：原作"伍"，据文例改。
⑤　午后疼痛昏花外障：又名午后疼痛、午后昏蒙（或作"朦"）。一种
阴血亏虚导致的午后视物昏糊不清的眼病。《古今医统大全》卷六一："此因
阴血不足，滞而不行，血致午后则敛而气不充其血故也。此皆阴虚肾弱。"按
邺钞本此证在肝风积热障后。

答曰：此眼初患之时，乃是脑①虚，况阳毒盛也②。人身之血也③，午后行于阳道④，至夜归于肝之司，不荣于目⑤，患脑虚，阳毒气太盛，故午后渐加昏花，至于夜痛⑥。先服回阴汤⑦，后服光柳汤⑧。

回阴汤⑨

人参　川芎各一两　白芍　茯苓　五味　细辛　车前子　甘草各五钱　当归

每服四钱，水煎，食后温服。

光柳丸⑩

人参　川芎　荆芥　白芷　南星　何首乌　藁本　细

---

①　脑：邺钞本作"肝"。

②　乃是……阳毒盛也：《银海》卷下午后疼痛症此句作"况脑虚阳（鼎发堂本作'阴'）毒胜"，接《至夜归于肝之司》后，日钞甲本因据以眉批："阳当作阴。也，愆（衍）字"。

③　也：《银海》卷下无此字。

④　午后行于阳道：据《灵枢·营卫生会》"日西而阳衰"句考之，疑"阳"字当作"阴"，考《银海》卷下此句正作"午后行于阴道"。

⑤　不荣于目：《银海》卷下无此四字。

⑥　故午后……至于夜痛：《银海》卷下作"故午后渐疼痛昏花也"。

⑦　先服回阴汤：《银海》卷下作"治之须用回阳汤"。

⑧　后服光柳汤：后文药方名"汤"字作"丸"。《银海》卷下五字作"次以夜光柳红丸"。

⑨　回阴汤：邺钞本及日钞乙本"阴"字作"阳"。疑此方由《银海》卷下回阳汤去附子，并以白芍易赤芍而成。

⑩　光柳丸：上文"丸"字作"汤"。疑本方即《银海》卷上夜光柳红丸去川乌、草乌、石膏、石决明、雄黄、薷香，并以菖蒲易蒲黄而成。原方作"人参、川芎、荆芥、白芷、川乌火煨，南星、石膏各二两，石决明、草乌去火温炮，少用，藁本、雄黄、细辛、当归、蒲黄、苍术浸炒、防风、薄荷、薷香、全蝎各二两，何首乌一两，羌活三两，甘松二两"。

辛 苍术① 当归 菖蒲 防风 薄荷 羌活 甘松各一两

全蝎五个，洗去泥②，焙干

上为细末，炼③为丸，如梧桐子大，每服三十丸，食后茶下④。

早晨疼痛昏蒙外障⑤

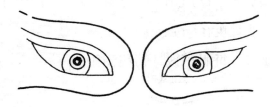

问曰：人之患眼，早晨昏蒙外⑥者，何也？

答曰：此眼初患之时，乃是虚阳⑦攻上，头风攻注⑧。

---

① 术：原作"木"，据《银海》卷上及日钞丙本改。

② 泥：原字漫漶，据日钞乙、丙本补。

③ 炼：《银海》卷上"炼"下有"蜜"字。

④ 食后茶下：《银海》卷上作"茶清下"。

⑤ 早晨疼痛昏蒙外障：又名早晨疼痛。《神验方·目疾证候总论》："早晨昏者头风痒。"《银海》卷下："早晨痛至午者……早晨至午皆阳旺，是虚阳攻上，头风攻注。"《古今医统大全》卷六一："此因虚阳上攻，头风注目。早晨血气皆从上行，故虚阳及风火而势益盛，故疼痛也。"

⑥ 外：据病名及文例，"外"后疑夺"障"字。

⑦ 阳：原作"阴"，据《银海》卷下及日钞各本改。

⑧ 头风攻注：《明目至宝》卷一云："头为六阳之会，清晨阳气初会于首，又寅卯之时肝木大旺，肝主风木，故云头风攻注也。"

头为诸阳之首①，天明人动，则血运六阴侍于首②，至清晨，血气俱攻于也③，注于目，患小肠④。胆经乃属于瞳仁，子时至此诸阴⑤人天之省⑥，乃阴⑦旺，又兼头风，故纯杂而不清，固⑧早晨昏也。宜服芎劳散以去头风，后用白蒺藜散。

芎劳散⑨

石膏一两⑩　川芎七钱⑪　芎劳一两⑫　白附子一两　羌活　菊花　地骨皮各一两

上为细末，每服三钱，葛花汤服⑬。

---

① 为诸阳之首：原作"诸之首"，据《银海》卷下"为诸阳之首"及日钞甲本"诸阳之首"句补。

② 天明人动……侍于首："运"原作"晕"，据《银海》卷下改。《银海》卷下此句作"早晨人动，则血运赤阳转于首"，日钞乙本"阴"同作"阳"，疑是。又《银海》"赤"字，底本作"六"义胜。

③ 也：据《银海》卷下"是虚阳攻上"句度之，疑"也"或为"上"字之误。

④ 患小肠：文义难解，疑此前后或有脱误。

⑤ 阴：日钞甲、乙本作"阳"，可参。

⑥ 省：邺钞本作"首"，可参。

⑦ 阴："阴"字日钞甲本作"阳"。

⑧ 固：所以，因此。

⑨ 芎劳散：疑即《银海》卷下川芎散误甘草为川芎而成。

⑩ 一两：《银海》川芎散作"二两"。

⑪ 七钱：《银海》川芎散作"五钱"。

⑫ 芎劳（qióng 穷）一两：此有"芎劳"，因疑前"川芎"或为《银海》川芎散"甘草"之误。

⑬ 上……葛花汤服：邺钞本"葛花"作"菊花"，疑是。《银海》川芎散此三句作"上，等分，水煎服"。

白蒺藜散①

蒺藜　甘葛②　蔓京子　草决明　甘草　柴胡③　地骨
皮　连翘　石决明

白水④煎，食后温服⑤。

起坐生花内障⑥

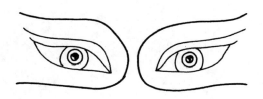

问曰：人之患眼起坐生花内⑦者，何也？

答曰：此眼初患之时，别无所患，乃只久坐久立⑧，

---

　　①　白蒺藜散：疑即《银海》卷下同名方去青葙子加柴胡、地骨皮、石
决明而成。

　　②　甘葛：恐当作"甘菊"，菊、葛疑因形近而误，《银海》卷下同名方
"甘葛"作"菊花"。

　　③　胡：原作"月"，据邺钞本及日钞各本改。

　　④　水：原作"小"，据日钞各本改。

　　⑤　白水煎食后温服：《银海》卷下同名方作"上，各等分，水煎，食后
温服"。

　　⑥　起坐生花内障：《龙木论》作"眼坐起生花外障"。又名坐起生花
等。《龙木论》卷六："眼中别无所苦，惟久坐多时，忽然起后头旋，眼中黑
花发昏，良久乃定。"《银海》卷上："坐起生花者，此是内障。此症肝血
衰。"

　　⑦　内：据病名及文例，"内"后疑夺"障"字。

　　⑧　乃只久坐久立：据病症名，"久立"二字疑衍，《龙木论》卷六此句
作"惟久坐多时"。

起动则头目昏暗①，日早则眼黑花乱出，昏暗良久乃至②，皆因肝肾俱劳③，心寒，热气攻下便热也④，宜服镇心丸⑤。

镇心丸⑥

银液⑦三分⑧　芎䓖　藁本⑨　细辛　石决明各一两

共为细末，炼蜜为丸，如梧桐子大，每服三十丸，空心茶送下⑩。

---

① 起动则头目昏暗：《龙木论》卷六此句作"忽然起后头旋"。

② 日早……良久乃至：邺钞本"早"字作"久"。《龙木论》卷六两句作"眼中黑花发昏，良久乃定"。

③ 劳：《龙木论》卷六"劳"下有"受风"二字。

④ 心寒……攻下便热也：《龙木论》卷六作"心脏热毒上冲，致有此疾，如治疗稍迟，以后变为青盲"。

⑤ 宜服镇心丸：《龙木论》卷六"镇心丸"后有"补肾散，立效"五字。

⑥ 镇心丸：疑即《龙木论》卷六同名方去人参、远志、黑参而成。

⑦ 银液三分：《龙木论》卷六镇心丸"液"下有"当取见成银箔，以水银销之为泥，合硝石及盐研为粉，烧出水银，淘去盐石，研细用之"三十三字。银液即银屑。《纲目》卷八："入药只用银箔易细，若用水银盐消制者反有毒矣，《龙木论》谓之银液。"

⑧ 三分：《龙木论》卷六银液药量为"一两"。

⑨ 藁：原作"膏"，据《龙木论》卷六改。

⑩ 共为细末……茶送下：《龙木论》卷六同名方作"上为末，炼蜜为丸如桐子大，空心茶下十丸"。

痛极憎寒外障①

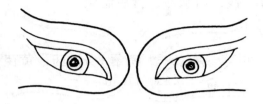

问曰：人之患眼，痛极憎寒者，何也？

答曰：此眼初患之时，乃气衰而血盛②。经曰：血荣气卫③。肝是缺阳④乃⑤，而荣卫之司与腑⑥，其病起于肝主⑦，血亦阳⑧也，乃阴下盛阳，故痛而寒也⑨。先宜服附子猪苓汤，后服白术汤。

---

① 痛极憎寒外障："憎"原作"增"，《银海》《古今医统》及《明目至宝》等并作"憎"，于义为长，因据改。后文"痛极憎寒者"句同误改。又作目昏痛憎寒等。《明目至宝》卷一："此卫虚也。卫主腠理，卫虚则腠理不密，寒邪乘虚而入，故痛而憎寒也。"

② 乃气衰而血盛：《银海》卷下作"此乃气衰血盛"。

③ 血荣气卫：原作"荣气卫"，据《银海》卷下补。

④ 是缺阳：《银海》卷下作"足厥阴"，义胜。

⑤ 乃：邺钞本作"也"。

⑥ 与腑：文义晦涩，疑此处或有脱误。

⑦ 主：原字漫漶不清，日钞丙本作"至"。邺钞本"主"作"王"，于义为长。

⑧ 阳：据《灵枢·通天》"其阴血浊"句，疑"阳"字当作"阴"。

⑨ 肝是……故痛而寒也："是缺阳"疑为"足厥阴"之误，《银海》卷下此六句作"足厥阴主血，荣，阴也，卫为阳，今气衰血旺，乃阳不胜阴，故痛极而恶寒也"。

附子猪苓汤①

附子　猪苓　人参　茯苓　熟地　白芍　羌活各一两

每服五②钱，白水煎，食后温服。

白术汤③

白术　川芎　蔓京子　蒺藜④　没药　黄芪⑤　五味子

菊花各一两⑥　甘草五钱

每服四钱，白水煎，食后温服⑦。

痛而体热外障⑧

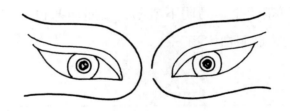

---

① 附子猪苓汤：疑即《银海》卷下同名方去甘草加人参、茯苓、熟地而成。

② 五：原作"伍"，据文例改。

③ 白术汤：疑由《银海》卷下同名方去黄芩、防风加黄芪而成。原方诸药用量为"各等分"。

④ 蒺藜：《银海》卷下作"白蒺藜，去刺"。

⑤ 黄芪：据《银海》卷下，疑为"黄芩"之误。

⑥ 一两：原作"壹两"，据文例改。

⑦ 每服四钱……温服：《银海》卷下作"上，各等分，水煎服"。

⑧ 痛而体热外障：又名目痛体热、眼痛体热。《明目至宝》卷一："目痛而体热者，……此荣实也。""痛而体热者，邪在心。心者，少阴君火化而发也。"

问曰：人之患眼痛而体热者，何也？

答曰：此眼初患之时，胃之次也，属阴而热①，荣属阴而发寒②，胃为阳阴之尊，在上心肺，在下肾肝③，经乃气多血少④，是阴多阳少⑤，故痛而体热，邪⑥归于心也。宜服泻肝散、解风散⑦。

洗肝散⑧

黄连　赤芍　荆芥　大黄　当归　连翘　薄荷各二两
甘草五钱

每服四钱，白水煎，食后温服。

---

① 胃之……属阴而热：义理难解，《银海》卷下此句作"卫属阳而发热"，因疑"胃之次"当作"卫之次"，"阴"当作"阳"。又据后文"荣属阳而发寒"句考之，疑"热"前或夺"发"字。

② 荣属阴而发寒："阴"原作"阳"，"发"原作"癸"，疑并因形而误。《银海》卷下此句作"荣属阴而发寒"，与上"卫属阳而发热"相对为文，义胜，因据改。

③ 胃为阳阴之尊……肾肝：疑"胃"或当作"荣卫"；"阳阴"疑当互乙；尊，疑为"道"因形致误。《银海》卷下此句作"荣卫为阴阳之道也，在上属心肺，在下属肝肾"，《明目至宝》卷一作"荣卫乃阴阳之道路，在上属心与肺，在下属肾与肝"，于义为长。

④ 经乃气多血少：疑"经"为"今"字之误。《银海》卷下此句作"今乃气旺而血衰"。

⑤ 是阴多阳少：《银海》卷下作"是阳多阴少"。据前"经乃气多血少"句考之，底本作"阴多阳少"疑误。

⑥ 邪：《银海》卷下"邪"上有"是热"二字。

⑦ 宜服泻肝散解风散："泻"字疑误，后药方名作"洗"。"解风散"三字原脱，据后文方名补。《银海》卷下此句作"宜服洗心散、解明散"，《明目至宝》卷一作"宜服洗心散、解肌汤"。

⑧ 洗肝散：上文"洗"字作"泻"，且云"痛而体热，邪归于心也"，而此方以"洗肝"为名，义或未妥，洗、泻疑因声转致误，考《银海》《明目至宝》正作"宜服洗心散"，于义为长。

解风散①

当归　赤芍　黄芩　菊花　柴胡　地骨皮　桔梗　车
前子　生地②　□子仁③　连翘各一两④

每服六钱，白水煎，食后温服⑤。

高风雀目内障⑥

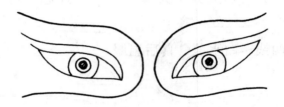

问曰：人之患眼高风雀目内者，何也？

---

　　① 解风散：疑由《银海》卷下解明散易名，并以桃子仁易栀子而成。
　　② 地：《银海》卷下解明散此后有"黄"字。
　　③ □子仁："□"原残破漫漶，邺钞本作"莃"，日钞各本并作"莃"，然考《银海》卷下解明散原作栀子，因疑"□子仁"或当作"栀子仁"。参见羞明怕日障泻脾散注。
　　④ 一两：原作"壹两"，据文例改。
　　⑤ 每服六钱……温服："六"原作"陆"，据文例改。《银海》卷下此句作"上，各等分，水煎服"。
　　⑥ 高风雀目内障：又名高风障、阴风障、高风内障、高风雀目、高风障症等，多因先天禀弱、肝肾素亏所致。病者双眼外观无异，初仅夜间或暗处视物不清，久则目力渐损，视野缩小，甚者可成青盲。《瑶函·高风障症》："俗呼为鸡盲，本科曰高风障，至晚不明，至晓复明也，盖元阳不足之病。"《目经大成》卷二言《瑶函》名此证曰高风障，义不可解"，并记述本病的转归是"不则变内障者有之，变青盲者有之"。《犀烛·目病源流》："亦有生成如此，并由父母遗体……不必治，治亦无效。"

答曰：此眼初患之时，脏腑极热充上①，肾家②虚劳，肝气不足③，致患此④疾，与前证⑤不同，见物者⑥，唯见顶上之物⑦，久则变为青盲⑧。宜服泻肝散⑨。

泻肝散⑩

茯苓　车前子　黄芩⑪　大黄⑫　五味　防风⑬　黑参各一两⑭

每服三钱，水煎，食后温服⑮。

---

① 脏腑极热充上：疑"极"为"积"字之误。《龙木论》（千顷堂本）卷二此句作"肝有积热冲上"。

② 家：《龙木论》卷二作"脏"。

③ 肝气不足：原作"肝𫗦不芷"，据《龙木论》卷二及日钞甲本改。

④ 此：原作"江"，据《龙木论》卷二及日钞甲本改。

⑤ 证：《龙木论》卷二作"状"。

⑥ 见物者：《龙木论》卷二作"见物有别"。

⑦ 唯见顶上之物：原作"难真上之物"，"顶"字夺脱，"难"与"唯""真"与"见"，疑并因形近而误，据《龙木论》卷二改补。

⑧ 盲：原作"昏"，据《龙木论》卷二"然后为青盲"句改。

⑨ 泻肝散：病因于"肾家虚劳，肝气不足"，以"泻肝"为治似非所宜，《龙木论》卷二作"补肝散"，于义为长。

⑩ 泻肝散：疑即《龙木论》卷二高风雀目内障补肝散去人参而成。

⑪ 黄芩：《龙木论》卷二与"大黄"互乙。

⑫ 大黄：《龙木论》卷二作"川大黄"。

⑬ 五味防风：《龙木论》卷二作"五味、防风各二两"。

⑭ 黑参各一两：《龙木论》卷二黑参用量为"二两半"。

⑮ 每服三钱……温服：《龙木论》卷二作"上为末，以水一盏，散一钱，煎至五分，去渣温服"。

停肉瘀血外障①

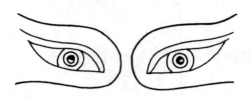

问曰：人之患眼，停肉瘀血外者，何也②？

答曰：此眼初患，年久睑停瘀血者③，此乃肝气凝滞④，脾胃所⑤停风湿也⑥。或因连年天行赤眼之后，胃风大早⑦，或风热赤眼时常发作未好，每每早晚出外，光胃

---

① 停肉瘀血外障：即《银海》卷下"睑停瘀血"症，多因肝郁湿滞、邪火上扰而使血脉瘀阻所致，可归为现代医学慢性结膜炎范畴。

② 人之患眼……何也：据文例，"外"后疑夺"障"字。"者"原漫漶不清，据文例及邺钞本、日钞各本补。《银海》卷下此句作"人之患眼，睑停瘀血者，何也"。

③ 此眼……停瘀血者："停"原漫漶不清，邺钞本及日钞各本并作"停"，据文义考之当是，因据补。《银海》卷下无此句。

④ 滞：原作"湍"，疑"滞""湍"因形近而误，据《银海》卷下改。后"致使血气凝湍"句同误并改。

⑤ 所：原字漫漶不清，据邺钞本及日钞各本补。考《银海》卷下此句无"所"字。

⑥ 湿：原作"温"，文义不属，据《银海》卷下及邺钞本、日钞丙本改。

⑦ 胃风大早：邺钞本"胃"作"冒"，义胜。据文义，四字恐当为"冒风太早"，考《银海》卷下此句作"起之太早"。大、太古字通。

风露①，自不能调②，致使血气凝滞，停瘀胞睑之间③。治之须审出眼上下胞④，镰洗三五次，去瘀血尽⑤，服省风汤⑥。

省风汤⑦

防风　麻黄　羚羊角⑧　知母　黑参　当归　菊花桔梗　大黄　甘草⑨

活血当归散⑩

当归　生地　赤芍　芎䓖⑪　菊花　黄芩　大黄　白蒺藜⑫　木通　栀子　甘草

---

① 或风热……光胃风露：《银海》卷下无此句。"光胃"恐当作"充冒"，疑并因形近而误，考郏钞本"光"正作"充"，宜从。充，古通"冲"。参见逆顺生翳"充于肝隔之间"句注。

② 自不能调：《银海》卷下作"不能调养"。

③ 致使……停瘀胞睑之间：《银海》卷下作"则使血凝于胞睑之间，名曰瘀血"。

④ 治之须审出眼上下胞：疑"审"字繁体与"番"因形近而误，考《银海》卷下及郏钞本审正作"番"。番，通"翻"。《银海》卷下此句作"治之须番上下胞睑"。

⑤ 镰洗三五次……血尽：《银海》卷下作"镰洗瘀血至尽"。

⑥ 服省风汤：《银海》卷下作"宜服退赤散、当归散"。

⑦ 省风汤：本脱，原有"省风汤"方名乃属上为文。此据上文及前后文例补。疑本方即《银海》同名方去犀角、黄芩加麻黄、当归、菊花、甘草而成。

⑧ 羚羊角：《银海》此下有"肝虚不用"四字。

⑨ 甘草：《银海》此下有"上为末，每服二钱，水煎，入灯心、竹叶，食后服"十七字。

⑩ 活血当归散：疑即《银海》卷下睑停瘀血症下当归散去木贼易名而成。

⑪ 芎䓖：《银海》卷下作"川芎"。

⑫ 蒺藜：原作"疾梨"，据《证类本草》所引《药性论》改。

每服五钱，一①水煎，食后温服②。

注桃血肿涩外障③

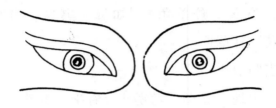

问曰：人之注桃血肿者，何也？

答曰：人此眼初患之时，此乃脾肺之壅热，风④邪客于
腠理，致使上下胞肿涩⑤，热泪如雨⑥，紧闭不开，久则乌
睛生翳白陷⑦，急宜疗治，俗呼为注桃目，治之先于拨散之

---

① 一：疑衍。

② 每服五钱……温服：《银海》卷下作"上，各等分，水煎服"。

③ 注桃血肿涩外障："肿"字原作"瞳（tóng 童）"，《类篇·肉部》
云"瞳，肥貌"，义理于此不属，疑本症诸"瞳"字皆为"肿"之误字，考
下文"上下胞瞳涩"，《银海》卷下正作"上下胞肿如桃"，因据改。后"人
之注桃血瞳者""致使上下胞瞳涩"两句中"瞳"字同误并改。邺钞本无
"涩"字，据下文"人之注桃血肿者"句，"涩"字疑衍。本症又名肿胀如杯
或胞肿如桃等，主症为眼睑肿胀，多由脾肺壅热、邪客腠理等引起。《准绳·
七窍门上》："肿胀如杯证，谓目赤痛，睥胀如杯覆也。……风热自外客感易
退，治亦易愈，若木火内自攻击，则病亦退迟，重则疼滞闭塞、血灌睛中而
变证不测矣。"

④ 风邪客于腠理：《银海》卷下此句无"风"字。

⑤ 致使上下胞肿涩：《银海》卷下作"致上下胞肿如桃"。

⑥ 热泪如雨：《银海》卷下作"痛涩泪出，不绝之注"。

⑦ 紧闭不开……白陷："睛"原作"睛"，据文义改。《银海》卷下无此
句。

病表其风毒①，外使桃叶烘热熨②其胞。宜服羌活除风汤③。

羌活除风汤④

羌活　独活　川芎　桔梗　大黄　地骨皮　黄芩　麻黄　苍术　菊花　木贼各一两　甘草⑤五钱⑥

蝉花散⑦

蝉蜕　白蒺藜　蔓京子　草决明　升麻　防风　车前子　黄芩　甘草　苍术

每服五钱，白水煎，食后温服⑧。

热病后患虚内障⑨

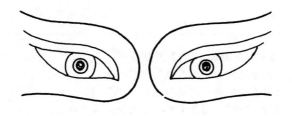

---

① 治之……表其风毒："先于"疑当作"先予"。邺钞本此句作"先于拨云散散其风毒"，可参。

② 熨：原漫漶不清，据日钞甲、丙本及《银海》卷下"桃目治之，用桃叶烘热熨其肿处"句补。

③ 宜服羌活除风汤：据所列方药，"羌活除风汤"后疑夺"蝉花散"三字。《银海》卷下作"宜服发散清凉散、羌活除风汤、蝉花散主之"。

④ 羌活除风汤：《银海》卷下有同名方。

⑤ 甘草：《银海》卷下在"菊花"前。

⑥ 五钱：原字漫漶，据邺钞本及日钞甲、丙本补。《银海》同名方麻黄、苍术、甘草、菊花、木贼未署药量，余药为"各一两"。

⑦ 蝉花散：疑即《银海》卷上同名方去菊花加升麻、苍术而成。

⑧ 每服五钱……温服：《银海》卷上同名方作"上，等分，水煎服"。

⑨ 热病后患虚内障：又名伤寒后患、伤寒热病后患目外障等。

问曰：人之患眼，热病后患虚内①者，何也？

答曰：此眼初患之时，皆②因伤寒起早，病③后脏气未全，六腑④余热⑤未尽，体虚易损，多食壅毒之物过多⑥，致令眼前常见黑花昏暗⑦，瞳仁开大，眼中赤涩⑧，宜服熊胆丸⑨。

熊胆丸⑩

芜蔚子　熟地各二两⑪　熊胆一个　石决明　车前子　细辛各一两　牛胆⑫一个　泽泻

上为细末，炼蜜为丸，如梧桐子大，每服三十丸，空心茶送下⑬。

---

①　内：据文例及病名，"内"后疑夺"障"字。

②　皆：《龙木论》卷三作"或"。

③　病：《龙木论》卷三"病"前有"热"字。

④　腑：原作"俯"，据文义及《龙木论》卷三改。

⑤　余热："热"后原衍"一"字，据文义及《龙木论》卷三删。

⑥　过多：原字漫漶，日钞丙本作"过多"，考《龙木论》卷三此句正作"过食热物过多"，因据改。

⑦　暗：原字漫漶，据邺钞本及日钞各本补。

⑧　瞳仁……眼中赤涩："赤"字原作"亦"，据日钞乙、丙本改。《龙木论》卷三此句作"发歇不定，赤肿泪出"。

⑨　宜服熊胆丸：《龙木论》卷三作"宜令镰出瘀血，服熊胆丸、生犀饮子、泻肝汤，切不可点药，恐损睛也"。

⑩　熊胆丸：疑即《龙木论》卷三同名方以熟地易干地黄而成。

⑪　芜蔚子熟地各二两：《龙木论》卷三在"黄牛胆"前，且熟地作"干地黄"。

⑫　牛胆：《龙木论》卷三作"黄牛胆"。

⑬　为细末……空心茶送下：《龙木论》卷三作"为末，炼蜜为丸如桐子大，空心茶下十丸"。

浮翳内障①

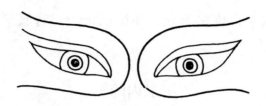

问曰：人之患眼浮翳内者，何也？

答曰：此眼初患之时，不痛不痒②，先患一眼③，后乃相连④俱损，皆因肝风冲上，脑脂流下凝结，翳如银珠子色⑤。须见三光⑥，宜⑦金针拨之，后服队翳丸⑧。

---

① 浮翳内障：又名浮翳，老年性白内障未成熟期翳障之一，属圆翳内障范畴。《七十二症全书》卷三："（浮者）乃浮在外，近黄仁金井边。"《得效方》卷十六："此疾上如冰光白色，环绕瞳仁，初生自小眦头至黑珠上，不痛不痒，无血色上潮。"《金鉴》卷七七："浮翳内障之证……从瞳神内映出白色，暗处看则其翳宽大，明处看其翳略小，全无血色相混。"

② 不痛不痒：《龙木论》卷一作"都无痒痛"。

③ 先患一眼：《龙木论》卷一作"还从一眼先患"。

④ 连：《龙木论》卷一作"牵"。

⑤ 皆因肝风……银珠子色：《龙木论》卷一作"皆因脑中热风冲入眼内，脑脂流下，凝结作翳，如银针之色"。

⑥ 须见三光："须"古通"虽"。参见内障受病诀歌"七日解风须见物"句注。"须"字后疑有脱误，《龙木论》卷一作"虽不见人物，尤（犹）见三光"。

⑦ 宜：《龙木论》卷一"宜"后有"用"字。

⑧ 后服队（zhuì坠）翳丸：邺钞本"队"作"坠"。队、坠古字通。《荀子·礼论》："入焉而队。"杨倞注："队，古坠字，堕也。"《龙木论》卷一此句作"然后宜决明散、坠翳丸，神效"。

队翳丸①

石决明　人参　茯苓　大黄　桔梗　细辛　熟地各一
两　防风　茺蔚子各二两

上为细末，炼蜜为丸，如梧桐子大，每服三十丸，空
心茶送下。

沉翳内障②

此眼初患之时，乃③肝脏劳热，先患一眼，后乃相牵，
眼前常见黑花④，乃脑中恶气流下⑤，经二三年凝结成翳，
青白于瞳仁中，若沉如水之中⑥，须见⑦三光，宜⑧金针拨
之，后服还睛丸⑨。

---

①　队翳丸：出处未明，《龙木论》有同名诸方，药味与此颇异。
②　沉翳内障：底本原无此症，据郐钞本补。又名沉翳、深翳、深翳内
障等，属圆翳内障范畴。《得效方》卷十六："此病白藏在黑水下，向日细视
方见其白，或两眼相传，疼痛则早轻夜重，间或出泪。"《七十二症全书》卷
三："沉翳者，其翳沉在里也，四围与黄仁远离，不相黏带，翳膜中之好翳
也。"
③　乃：《龙木论》卷一无此字。
④　先患一眼……黑花：《龙木论》卷一作"还从一眼先患，或见黑花，
后即相牵俱损"。
⑤　乃脑中恶气流下：《龙木论》卷一作"脑中热气流下"。
⑥　经二三年……水之中："如"疑为"入"字之误。《龙木论》卷一无
此句。
⑦　须见：《龙木论》卷一作"要辨"。
⑧　宜：《龙木论》卷一"宜"后有"令"字。
⑨　后服还睛丸：《龙木论》卷一作"然后服羚羊角饮子、空青丸即
瘥"。

还睛丸①

五味子　细辛　车前子　生地　防风　知母　石决明
各二两

共为末，蜜丸如梧子大，每服三十丸，空心茶下。

横翳内障②

此眼不痛不痒，渐渐昏暗，先患一眼，后乃相牵俱
损，瞳仁中有膜，青白色。其翳上下皆无，中间如横剑之
形，久则难见三光。宜③金针拨之，后服还睛丸④。

还睛丸⑤

人参　黑参　石决明　黄芩　熟地　细辛　防风各
七两⑥

---

①　还睛丸：疑由《龙木论》卷一同名方去黄芩、人参、黑参加知母而
成。

②　横翳内障：底本原无此症，据邱钞本补。又名横开翳、横关翳内障、
横剑翳内障等，为老年性白内障未成熟期内障之一。《金鉴》卷七七："横翳
又名剑脊翳，自瞳仁中映出于外如剑脊，中高边薄，横格于瞳仁中心，色白
如银。"《疡医大全》卷十一："此证皆因肝肾亏败，房劳不节，以致昏暗，
不痛不痒，先从一眼，久后相传，两目俱损，如剑横于瞳人之上。虽见三光，
不宜针拨。"

③　宜：《龙木论》卷一作"宜用"。

④　后服还睛丸：《龙木论》卷一作"宜服还睛丸、七宝散即瘥"。

⑤　还睛丸：疑由《龙木论》卷一横翳内障同名方去车前子、五味子，
并以熟地易干地黄而成。

⑥　各七两：《龙木论》卷一为人参、黑参、石决明、黄芩各一两，防
风、细辛、干地黄各二两。

上为末，蜜丸如梧子大，每服三十丸，空心茶下①。

枣花内障②

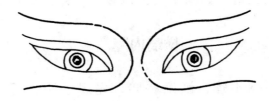

问曰：人之患眼枣花内③者，何也？

答曰：此眼初患之时，头旋④，眼中时时痒痛⑤，脑热见花⑥，黄黑不安⑦，有翳于瞳仁端中，周围参差若锯齿，

---

① 上为末……空心茶下：《龙木论》卷一作"上为末，炼蜜为丸如桐子大，空心茶下十五丸"。

② 枣花内障：又名枣花障、枣花翳、枣花障症、枣花翳内障等，为圆翳内障未成熟期翳障之一。与现代医学角膜变性相似的黑睛生翳状如枣花者也名"枣花翳"，与此症异。《得效方》卷十六："此候周围如锯齿，四五枚相合，赤涩，刺痛如针，视物如烟，晨轻而昼则痛楚，迎风多泪，昏暗不见。"《金鉴》卷七七："枣花内障者，风轮傍边白睛之内映出白翳，如枣花锯齿之状。"《疡医大全》卷十一："此证皆因肝肾不足，水衰火盛，头痛脑旋，见花飞黄黑不定，瞳人周遭如锯齿，故曰枣花翳。初起微觉昏暗，皆能视物……如久后内有一点蓝星则不能治，亦不能拨。"

③ 内：据文例及病名，"内"后疑夺"障"字。

④ 头旋：《龙木论》卷一作"微有头旋"。

⑤ 时时痒痛：《龙木论》卷一此上有"眼涩，渐渐昏暗"六字。

⑥ 见：《龙木论》卷一作"有"。

⑦ 安：《龙木论》卷一作"定"，义胜。

名曰枣花。若见三光①，宜针拨之②，后服还睛丸③。

还睛丸

人参　茯苓　车前子　黑参

共为细末，炼蜜为丸，如梧桐子大，每服三十丸，空心茶送下。

雷头风内障④

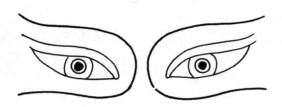

问曰：人之患眼雷头风内者⑤，何也？

答曰：此眼初患之时，头面多受毒，及头痛，候如热病

---

① 有翳于……若见三光：邺钞本此症及金（星）翳内障"若"字并作"苦"，义长。《龙木论》卷一无此句。

② 宜针拨之：《龙木论》卷一作"此状宜令针治诸穴脉"。

③ 后服还睛丸：《龙木论》卷一作"然后宜服还睛散、坠翳丸，立效"。

④ 雷头风内障：又名雷头风、雷头风变内障。一种因目病致头部剧痛且感头中雷鸣作响的眼病。《金鉴》卷七七："雷头风内障，初患之时，头面多受冷热，毒气冲入头中，致头内响声如风如雷，头旋发热。日久冲入眼内，脑汁下注，瞳仁变色，瞳或大小不定。"

⑤ 者：原字残破漫漶，据日钞各本及前后文例补。

相似①，俗呼②雷头风。或③恶心，年久充入④眼内，致令失明，瞳仁渐大⑤，不见三光⑥，不宜针拨，宜服泻肝散⑦。

泻肝散⑧

防风　茺蔚子各两半　五味　细辛各半两　黄芩　桔梗　大黄　车前子　芒硝

每服四钱，水煎，食后温服⑨。

五风变化内障⑩

此眼初患之时，头痛⑪，乃是虚劳⑫，肝风为本⑬，或

---

①　头面多受毒……相似：邺钞本"受"下有"热"字。《龙木论》卷二作"头面多受冷热，毒风冲上，头旋，尤（犹）如热病相似"。

②　俗呼：《龙木论》卷二作"俗称为"。

③　或：《龙木论》卷二"或"前有"或呕吐"三字。

④　充入：《龙木论》卷二作"冲入"。

⑤　瞳仁渐大：《龙木论》卷二作"或从一眼先患，瞳人或大或小不定，后乃相损"。

⑥　不见三光：《龙木论》卷二作"眼前昏黑，不辨三光"。

⑦　不宜……宜服泻肝散：《龙木论》卷二作"初觉有患，宜服泻肝汤、磁石丸，立效"。

⑧　泻肝散：疑即《龙木论》卷二雷头风变内障泻肝汤易名并变易药量而成。

⑨　每服四钱……温服：《龙木论》卷二作"上为末，以水一盏，散一钱，煎至五分，食后去渣温服"。

⑩　五风变化内障：底本原无此症，据邺钞本补。又名五风变、五风之证、五风变内障、五风变成内障证等。五风为青风、黄风、绿风、乌风、黑风五种内障的总称，因病变迅猛如风，故以风名。《得效方》卷十六："五风变为内障，证候颜色相间，头疼甚却无泪出。"五风变症中尤以晚期黄风为重。《医通》卷八："黄风内障证，瞳神已大而色昏浊为黄也。病至此，十无一人可救。"

⑪　头痛：《龙木论》卷一作"头旋偏痛"。

⑫　乃是虚劳：《龙木论》卷一作"亦是脏腑虚劳"。

⑬　本：原作"木"，据文义及《龙木论》卷一改。

因咽吐伤精①，毒气入眼②，耐③兼脑热④。初觉宜服除风汤⑤，后服补肾丸⑥。

除风汤⑦

车前子⑧　芍药　人参　茯苓　大黄　黄芩　芒硝各一两

每服四钱，水煎，食后温服⑨。

补肾丸⑩

车前子　石决明　桔梗　细辛　大黄　茺蔚子　生地各二两⑪

上为细末，蜜丸如梧子大⑫，每服三十丸，空心茶下⑬。

---

①　或因咽吐伤精："咽"疑为"呕"字之误。《龙木论》卷一此句作"或因呕吐双暗"，《医通》卷八作"或因呕吐双目并暗"。

②　毒气入眼：《龙木论》卷一作"毒风入眼"。

③　耐：疑或为"而"字之误。

④　兼脑热：《龙木论》卷一作"兼脑热相侵，致令眼目失明"。

⑤　初觉宜服除风汤：《龙木论》卷一作"初觉即须急疗，宜服除风汤"。

⑥　补肾丸：《龙木论》卷一作"通明补肾丸"。

⑦　除风汤：疑即《龙木论》卷一主治五风变内障的同名方去羚羊角而成，药量小有变异。

⑧　车前子：《龙木论》卷一作"羚羊角、车前子各二两"。

⑨　每服四钱……温服：《龙木论》卷一作"上为末，以水一盏，散一钱，煎至五分，食后去渣温服"。

⑩　补肾丸：疑即《龙木论》卷一主治五风变内障的通明补肾丸去芍药，并变异药量而成。

⑪　生地各二两："生地"，《龙木论》卷一作"干地黄"。"各二两"，《龙木论》通明补肾丸作"车前子、石决明、桔梗、芍药各一两，细辛二两，大黄一分，茺蔚子、干地黄各二两"。

⑫　蜜丸如梧子大：《龙木论》卷一作"炼蜜为丸，如桐子大"。

⑬　每服……空心茶下：《龙木论》卷一作"空心茶下十丸"。

惊振内障①

此眼盖因五脏虚劳②，肝气不足③，热充入眼内④，或因打撞着⑤，脑中恶气⑥流下，渐入眼中⑦，后经二三年间，或成白翳⑧，又加内障，苦见三光⑨。宜金针拨之⑩，后服镇心丸⑪。

镇心丸⑫

石决明　茺蔚子　山药　防风　车前子　人参　茯苓柏子仁各一两⑬

一一四

----

① 惊振内障：底本原无此症，据邺钞本补。又名惊振或惊振翳。一种因眼外伤直接或间接伤及黄精所致的眼病，初起可见羞明流泪，目珠赤痛，视力渐减，日久失治可致黄精浑浊或失明。《得效方》卷十六："此候因病目再被撞打，变成内障，日夜疼痛，淹淹障子，赤膜绕目，不能视三光，久病内障。"《目经大成·内障》："有头脑被物打触，或跌扑倒撞，瘀血流出眼窝，渗入神水，当不及觉，后荏苒成症，轻止本目，重则左右相牵。"

② 此眼盖因五脏虚劳：《龙木论》卷二作"忽因五脏虚劳受疾"。

③ 肝气不足：《龙木论》卷二作"肝气"，前有"亦由"二字。

④ 热充入眼内：《龙木论》卷二作"热毒冲入脑中"。

⑤ 或因打撞着：《龙木论》卷二作"或因打筑"。

⑥ 气：《龙木论》卷二作"血"。

⑦ 眼中：《龙木论》卷二作"眼内"。

⑧ 后经……或成白翳：《龙木论》卷二作"后经三二年间变成白翳"。

⑨ 又加……苦见三光：《龙木论》卷二两句作"一如内障形状"。

⑩ 宜金针拨之：《龙木论》卷二作"不宜针拨先患之眼，更一只牵损之眼，却待翳成，依法针之立效"。

⑪ 后服镇心丸：《龙木论》卷二此句作"然后服镇肝丸、还睛散即瘥"。

⑫ 镇心丸：疑即《龙木论》卷二镇肝丸去细辛并改易方名而成。

⑬ 各一两：《龙木论》卷二镇肝丸防风药量作"两半"。

上为细末，蜜丸如梧子大①，每服三十丸，空心茶下②。

偃月翳内障③

此眼初患之时，惟有头旋额痛④，乃肝肾俱劳⑤，致使生翳，如月浮大⑥，白色，须见三光⑦，宜金针拨之⑧，服坠翳丸⑨。

坠翳丸⑩

青羊胆　青鱼胆　熊胆　牛胆各一两　鲤鱼胆七个　石决明一两　麝香一钱⑪

---

① 上……如梧子大：《龙木论》卷二作"上为末，炼蜜为丸，如桐子大"。

② 每服……空心茶下：《龙木论》卷二作"食后茶下十丸"。

③ 偃（yǎn 眼）月翳内障：底本原无此症，据邺钞本补。"偃"字原作"掩"，据《圣济总录》《神验方》及《龙木论》改。又名半月障、偃月翳等，因风轮上部与气轮交界处渐生横卧半弦月状灰白色翳膜而得名。《得效方》卷十六："此疾膜如凝脂，一边浓，一边薄，如缺月，其色光白无瑕疵。"

④ 额痛：《龙木论》卷一作"额角骨痛"。

⑤ 乃肝肾俱劳：《龙木论》卷一作"亦因肝肾俱劳"。

⑥ 致使……如月浮大：《龙木论》卷一作"脑风积热，致使生翳如偃月之状"。

⑦ 白色须见三光：《龙木论》卷一无此六字。

⑧ 宜：《龙木论》卷一作"宜用"。

⑨ 服坠翳丸：《龙木论》卷一作"然后宜服通明散、坠翳丸，立效"。

⑩ 坠翳丸：《龙木论》卷一有同名方，药量稍异。

⑪ 青羊胆……麝香一钱：《龙木论》卷一坠翳丸药量原为"青羊胆、青鱼胆、鲤鱼胆各七个，熊胆一分，牛胆五钱，麝少许，石决明一两"。

干曲为丸^①，每服三十丸，空心茶下^②。

倒睫拳毛障^③

因邪风攻入脾经，致使两睑风障不止，频将两手擦于眦头，致使眦赤，拳毛入于眼内。先以木鳖子去壳搥^④烂，将绵子展开条，左患塞左鼻，其毛自分上下，须服五退散。

五退散^⑤

防风二两^⑥　荆芥二两半^⑦　川山甲三两^⑧　蝉蜕去头足，八分^⑨　石决明炒^⑩　雄黄一钱　川乌炮去皮^⑪，五钱　蛇蜕醋

---

① 干曲为丸：《龙木论》卷一作"上为末，面糊为丸"。

② 每服……空心茶下：邺钞本"三十"原作"卅"，据文例改。《龙木论》卷一两句作"如桐子大，空心茶下十丸"。

③ 倒睫拳毛障：据邺钞本补。"睫"原作"捷"，据《得效方》《龙木论》及《明目神验方》等改。按前已有"拳毛倒睫障"，疑邺钞本此或误重，然两处述病、证治颇异，因照录之。

④ 搥（chuí 锤）：捶，捣。

⑤ 五退散：邺钞本"退"字原作"腿"，据《直指方》及上文"须服五退散"句改。此方疑由《直指方》卷二十同名方去猪退、草决明、甘草加雄黄而成。

⑥ 两：《直指方》卷二十"两"下有"去芦"二字。

⑦ 二两半：《直指方》卷二十作"一两半"。

⑧ 川山甲三两：《直指方》卷二十"川"字作"穿"，"甲"下有"炙焦"二字，"三两"作"五钱"。

⑨ 去头足八分：《直指方》卷二十无"去头足"三字，"八分"作"二钱"。

⑩ 炒：《直指方》卷二十无此字。

⑪ 皮：《直指方》卷二十作"皮脐"。

煮，竹筒盛①，焙干，一钱五分　蚕蜕②即蚕口③，各烧，二钱④

上为细末，每服二钱，盐汤送下，一日三服。此方治两睑黏睛，胎风赤烂，风牵歪⑤斜，胞内凝脂，并治风牵㖞斜，因脾受于湿，致令泪出无时，痛如针刺。

乌风内障⑥

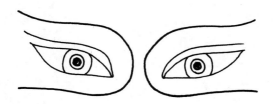

问曰：人之患眼，乌风内者⑦，何也？

答曰：此眼初患之时，如不患人相似⑧，不痛⑨不痒，

---

① 盛：邺钞本原字漫漶不清，据《直指方》卷二十补。

② 蚕蜕：《直指方》卷二十及邺钞本原作"蝉退"，据《药性论》改。

③ 即蚕口：《直指方》卷二十无此三字。

④ 二钱：《直指方》卷二十作"三钱"。

⑤ 歪：《银海》卷上作"㖞"。

⑥ 乌风内障：又名乌风、乌风障症等，属青盲范畴。《金鉴》卷七七："内障初患，尚未失明之证也。久而变成五风之证，瞳变黄色者名曰黄风，变绿白色者名曰绿风，变黑色者名曰黑风，变乌红色者名曰乌风，变青色者名曰青风"。"乌风者，初病亦与绿风之证不异，但头痛而不旋晕，眼前常见乌花，日久瞳变乌带浑红之色。"

⑦ 者：原作"首"，据文义及日钞甲、乙本改。

⑧ 如不患人相似：《龙木论》卷二此句与"不痛不痒，渐渐昏暗"句互乙。又"患"后有"眼"字。

⑨ 痛：《龙木论》卷二作"疼"。

渐渐昏暗①，先患一眼②，后患③相牵俱损，瞳仁端然不大④，久则⑤不睹三光。此是脏气⑥不和，乃为气涩⑦，初觉，宜服补肝丸⑧。

补肝散⑨

白芍_{两半}　车前子　细辛　桔梗　茯苓　羌活　防风各一两

每服三钱，煎，食后温服。

---

　　①　昏暗：《龙木论》卷二作"昏沉"。

　　②　先患一眼："先"原作"光"，据日钞各本改。《龙木论》卷二此句作"先从一眼起"。

　　③　后患："患"字疑当作"乃"，《龙木论》卷二作"复乃"，然"复"字恐误，底本作"后"义长。

　　④　瞳仁端然不大：《龙木论》卷二作"瞳子端然不开"。

　　⑤　久则：《龙木论》卷二无此两字。

　　⑥　脏气：原作"气脏"，据日钞甲本及《龙木论》卷二改。

　　⑦　乃为气涩：《龙木论》卷二此句作："光明倒退，眼带障闭，经三五年内，昏气结成翳，如青白色，不辨人物，已后相牵俱损，瞳人微小，针之无效。惟宜服药，补治五脏，令夺病势。"

　　⑧　宜服补肝丸：后文药方"丸"字作"散"。《龙木论》卷二此句作"宜服决明丸、补肝汤，立效"。

　　⑨　补肝散：上句"散"字作"丸"。疑本方即《龙木论》卷二乌风内障主治方补肝汤去人参并改名而成。

散翳内障①

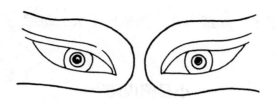

问曰：人之患眼散翳内②者，何也？

答曰：此眼初患之时，皆因五脏虚劳，气③攻上，脑脂流下④，端然⑤失明，瞳仁中有翳白色⑥，其中浓淡成惟⑦，由见三光⑧。宜金针拨之⑨，服还睛丸⑩。

---

① 散翳内障：又名散翳或破散。一种老年性白内障未成熟期翳障。《得效方》卷十六："散翳如鳞点，或睑下起粟子而烂，日夜痛楚。"《七十二症全书》卷三："散翳者，翳膜类浓疥疮形状，有重皮包著，内有浆水似脓，或如清鼻涕。初起因肝经积热，风毒上攻，久而生翳，渐渐失明。"《金鉴》卷七七："翳从瞳人内透出，散如鳞点之状。"

② 内：据文例及本证病名，"内"后疑夺"障"字。

③ 气：邺钞本"气"上有"毒"字，或是。

④ 皆因……脑脂流下：《龙木论》卷一无此三句。

⑤ 端然：《龙木论》卷一作"渐渐"。

⑥ 瞳仁中有翳白色：《龙木论》卷一作"惟瞳人里有障翳，乍青乍白"。

⑦ 其中浓淡成惟：此句难解，疑有脱误，据《龙木论》，"惟"字恐当在上句"瞳仁"前。

⑧ 由见三光：《龙木论》卷一此句作"不辨人物，犹见三光"。

⑨ 宜金针拨之：《龙木论》卷一作"此眼宜令金针拨之"。

⑩ 服还睛丸：《龙木论》卷一作"然后宜服还睛散、补肝汤主之，效"。

还睛丸①

人参　茯苓　细辛　五味　桔梗　车前子　防风各
一两②

共为细末，炼蜜为丸，如梧桐子大，每服三十丸，空
心茶送下。

小员翳内障③

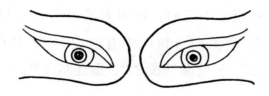

问曰：人之患眼，小员翳内者，何也？

答曰：此眼初患之时，皆因肝脏停留热风，脑脂流

---

①　还睛丸：疑由《龙木论》卷一散翳内障主治方还睛散易名并改变部
分药量而成。

②　各一两：《龙木论》卷一作"人参、茯苓、细辛、五味子、桔梗各一
两，车前子、防风各二两"。

③　小员翳内障：又名小圆翳或小云翳。云、员、圆，古字并通。《疡医
大全》卷十一："小圆翳，按此证与大圆翳受病相同，俱因欲怒致伤肝肾，
热气上冲，脑脂下注，结成青白翳，遮盖瞳仁。夫瞳仁神水通注于胆，脏腑
平和，气血循环，胆汁通流于上，则能鉴照万物，肝肾既伤，热气上冲不散，
胆汁不能流通，是以脂凝成障。名曰小圆翳者，所禀父母胎元，瞳仁小者脂
即小故也，虽见三光，不辨人物。"《七十二症全书》卷三："小云翳者，十
分小也。此翳多生肥壮之人……发动之际，不痒不痛，或时昏暗，或见黑花，
以成是疾。虽则翳小，其实顽健，何也？非翳小也，乃肝实血旺，金井锁紧，
其翳各随而小。"

下，渐渐失明，瞳仁中有翳，略小员，青白色，阴看则有①，阳看则小，须②见三光，不辨③人物。宜金针拨之④，服复明散。

复⑤明散

防风　知母　黑参　大黄　车前子　黄芩　草⑥决明石决明各一两

每服三钱，水煎，食后温服。

绿风内障⑦

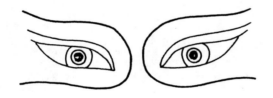

---

①　有：邺钞本作"暗"，恐并误。疑"有"或当作"大"，与后"小"字相对为文。

②　须：通"虽"。虽然。参见内障受病诀歌"七日解风须见物"句注。

③　辨：原作"辩"，据邺钞本及日钞甲本改。

④　宜金针拨之：《七十二症全书》卷三："宜用天字金针，从上拨下，缓缓用针。此膜四围黏黄仁，若扯得紧，扯伤黄仁血出，虽翳收，血灌瞳仁，则有些痛，一时不明。"

⑤　复：原作"覆"，据邺钞本改。

⑥　草：原作"早"，据邺钞本、日钞各本及文义改。

⑦　绿风内障：又名绿风、绿风变花、绿水灌瞳、绿水灌珠、绿风内障症等。五风变内障之一，多因肝胆风火侵扰、阴虚阳亢、气血失和所致。《准绳·七窍门上》："瞳神气色浊而不清，其色如黄云之笼翠岫，似蓝靛之合藤黄，乃青风变重之证，久则变为黄风。"

问曰：人之患眼，绿风内者，何也？

答曰：此眼初患之时，头旋，额角疼，睑骨鼻颊骨痛[1]，眼中内赤涩[2]，或恶心呕逆[3]，见红黑不定[4]，皆因肝风热极，致令瞳仁绿开大[5]，久则不见三光[6]，初觉宜服还睛丸[7]。

还睛丸

防风　知母　人参　茯苓　黑参　桔梗　细辛各三两
车前子一两　羌活　芎䓖　菊花各一两半

上为细末，炼蜜为丸，如梧桐子大，每服三十丸，空心茶送下。

---

① 头旋……鼻颊骨痛："颊"字原作"烦"，据《龙木论》改。《龙木论》卷二此句作"头旋，额角偏痛，连眼睑骨及鼻颊骨痛"。《得效方》卷十六"鼻颊"作"鼻隔"。

② 眼中内赤涩：邺钞本无"中"字。《龙木论》卷二作"眼内痛涩见花"。

③ 或恶心呕逆：《龙木论》卷二作"或因呕吐恶心，或因呕逆后，便令一眼先患，然后相牵俱损"。

④ 见红黑不定：《龙木论》卷二作"目前花生，或红或黑"。

⑤ 绿开大：邺钞本作"散大"，义长。

⑥ 皆因……不见三光：《龙木论》卷二作"为肝肺受劳，致令然也"。

⑦ 初觉宜服还睛丸：《得效方》卷十六此句作"先服羚羊角散，后服还睛散"，《龙木论》卷二作"宜服羚羊角饮子、还睛丸，兼针诸穴、眉骨血脉，令住却疾势也"。

黑圆翳内障①

此眼初患之时，头旋额热②，眼前昏花，或白或黄不定③，皆因肝胆积热，热风攻上脑中，毒气流下，经二三年间凝结成翳，如黑烟之色，隐隐沉深④如水之中，苦见三光。宜⑤金针拨之，后服泻肝散⑥。

泻肝散

黑参　大黄　知母　黄芩　桔梗　芒硝　羌活　菊花芎䓖　细辛

上药为末，四钱，煎，食后温服，水煎。

---

① 黑圆翳内障：底本及日钞各本原无此症，据邺钞本补。又名黑花翳内障、黑水凝翳内障等，属圆翳内障范畴，为成熟期内障之一。《古今医统》卷六一："此证头旋脑热，眼黑生花，肝胆积热，风上冲脑，凝结成翳，如烟色隐隐，深沉如水之中不能视物。"《七十二症全书》卷三："此症须经三五年间，不辨三光，阴看能大，阳看能小。"

② 头旋额热：《古今医统》卷六一"额"作"脑"。《龙木论》卷一作"不痛不痒，微有头旋"。

③ 眼前昏花……不定：《龙木论》卷一作"眼涩见花，黄黑不定，瞳人微大"。

④ 沉深：《古今医统》卷六一作"深沉"，义胜。

⑤ 宜：《龙木论》卷一作"宜用"。

⑥ 后服泻肝散：《龙木论》卷一作"然后宜服芦荟丸、通明散，立效"。

金星翳内障①

此眼初患之时，头痛，脸角俱肿痛②，目中赤涩③，常见黑花缭乱④，乃肝家衰败，肝风冲上脑中，恶气流下，瞳仁中端⑤有翳，如粟米之像⑥，作⑦金箔色，渐小⑧，不能开大，苦见三光。宜金针拨之⑨，后服坠翳丸。

坠翳丸

石决明　茺蔚子　黑参　黄芩　大黄　知母　桔梗车前子　五味子　菊花　防风各一两

上为细末，蜜丸，如梧子大，每服三十⑩丸，空心茶下。

---

① 金星翳内障：此症原无，据邺钞本补。"星"字原作"生"，疑因形而误，据《疡医大全》卷十一及《七十二症全书》卷三改。又名金星内障、金花内障等，多由肝经风热上冲于目或水衰火盛所致。《疡医大全》卷十一："目中赤色，常见黑花撩乱，瞳人渐昏渐小，内有脑脂如金箔色，不宜针拨，亦不能治，皆因水衰火盛所致……大抵此证最为难治。"《七十二症全书》："金星翳者，类金色，……瞳仁锁紧，其翳如秤星莹莹金。"

② 脸角俱肿痛："痛"字原作"通"，据文义改。《疡医大全》卷十一此句作"脸觉微肿"。

③ 赤涩：《疡医大全》卷十一作"赤色。"

④ 缭乱：《疡医大全》卷十一作"撩乱"。

⑤ 端：端的，的确，果然。

⑥ 像：通"象"。《集韵·养韵》："像，通作象。"

⑦ 作：如，像，似。

⑧ 渐小：《疡医大全》卷十一作"瞳人渐昏渐小。"

⑨ 宜金针拨之：《疡医大全》卷十一："不宜针拨，亦不能治。"《七十二症全书》："切不可动针，一动针，黄血来混杂，似水流入金井中，清浊不分，永为痼疾矣。"

⑩ 三十：原作"卅"，据文例改。

细辛二钱五^①　黄连一钱五^②　薄荷七分　轻粉少许^③　雄黄七分　明矾七分^④　黄丹五分　牙硝五分　碉砂^⑤五分　血竭^⑥五分　白丁香　蕤仁三钱，□□^⑦

上，将甘石、碉砂、铜绿、乳香、青盐、陀僧^⑧七味研细^⑨，黄连、薄荷、草龙胆浓煎水，湿擂晒干，细研，

---

① 细辛二钱五……尾终：原接绿风内障还睛丸方药后而居书末，本校注因据郖钞本在还睛丸后补入黑圆翳内障、金生翳内障两症，故本段文字仍依次顺延至最后。此方未见方名，就版式内容看，"细辛"前当有夺脱。然推考方中残存药味，与《银海·修合阴丹法》所载卷云丹颇相应合，仅部分药量及个别药名有异，因疑底本此方或即卷云丹加蕤仁而成。卷云丹由"甘石、铜青、硇砂、青盐、弥陀僧、龙胆草、黄连、细辛、草乌、薄荷、乳香、没药、硼砂、胆矾、雄黄、轻粉、黄丹、朱砂、牙硝、海螵蛸、白丁香、血竭、明矾、姜粉、片脑、麝香"构成，若据以考之，底本此方内夺脱诸药疑当是"草乌、没药、胆矾、海螵蛸、姜粉"。参见《银海》卷下"卷云丹"修治说明。

② 一钱五：日钞甲本作"三钱五"，《银海》卷下作"二钱五分，为末"。

③ 轻粉少许：四字原漫漶不清，日钞甲本仅作"轻粉"，据日钞乙、丙本补。

④ 明矾七分："矾"原作"凡"，据《纲目》卷十一"矾石"改。七分，郖钞本作"五分"，《银海》卷下作"一钱"。

⑤ 碉砂五分：同"硇砂"。《石雅·硇砂》："硇砂，亦作碉砂。"《银海》卷下此句作"硇砂白的二钱半"。

⑥ 血竭："竭"原作"蝎"，据《炮炙论》改。

⑦ □□：原字残破漫漶，日钞甲本作"去壳"，乙、丙本并作"去油"。据《纲目·蕤核》所引陶弘景"今人皆合壳用，此应破取仁称之"和雷敩"凡使蕤核仁，以汤浸去皮尖"语度之，甲本作"去壳"或近于是。然《卫生家宝》点翳眼方有"蕤仁，取白肉半钱去尽油"语，故"去油"之说义并可参。

⑧ 陀僧：《银海》卷下作"弥陀僧"，当是。

⑨ 将甘石……七味研细：句中列药不足"七味"之数，《银海》卷下言为"五味"，即甘石、铜青、硇砂、青盐、弥陀僧。

共后十五味药①俱各细研，再共一处研极细，用绢筛过收贮。清凉散治热丹②，加硼砂、脑③、麝④，细研放下去更妙，立效如神。

后学医之⑤者，如宝惜之。无义之人盗去，药有制度，损人眼目，极无阴骘⑥，此方不可轻博⑦与人。昔日誓言，天降之灾⑧。匕匕⑨。

尾终

---

① 后十五味药：所指不明。

② 热丹："丹"字疑误，日钞甲本眉批"热丹，当热眼"。

③ 脑："脑子"的省称，即"冰片"。《银海》卷下作"片脑少许"。

④ 麝：原作"射"，据《本经》改。《银海》卷下作"麝香少许"。

⑤ 后学医之者："医"原作"瞖"，疑因形致误，据日钞甲本眉批"醫原本作瞖，今改之"句改。之，疑当在"学"前而误刻于"医"后。

⑥ 阴骘（zhì 致）：也作"阴隲"。阴德。

⑦ 博：日钞甲本眉批云"博当傅误"，甚是。

⑧ 后学医……天降之灾：据日钞各本"鸿飞集论后序"文考之，疑此句当是胡廷用所撰跋文，然或有夺脱。

⑨ 匕匕：义理未详。

鸿飞集论后序^①—本^②

人之患眼，有上中下三等，不可俱同，一般之医，治误世人也。天字号者，是时眼之药，轻^③，用阴一阳五，麝片^④少许；地字号者，略重之疾，用阴二阳五，麝片少许；人^⑤字号者，是年久月深至重之疾，翳膜厚，未见三光，宜用阴五阳五，麝片少许。后学医之^⑥者，如宝惜之，无义之人，不得轻传此方，谨记^⑦。安定郡^⑧中正堂南渊子识。

---

① 鸿飞集论后序：原无，据日钞丙本补。
② 一本：日钞乙、丙本无小字原注，据甲本补。
③ 轻：指病势较轻的眼疾。
④ 麝片：原作"射片"，据《本经》"麝香"改。下同。
⑤ 人：原脱，据日钞甲、乙本补。
⑥ 之：据文义，疑当在"学"字前。
⑦ 后学医之者，……谨记：日钞各本此段并作双行小字。
⑧ 安定郡：日钞乙、丙本"郡"并作"群"，据甲本改。安定郡，西汉元鼎三年置，属凉州刺史部，治高平县（今宁夏固原），东汉移治临泾（今甘肃镇原东南），西晋移治安定县（今甘肃泾川北），隋开皇三年废，大业五年复置，直属朝廷，仍治安定县。唐武德元年废。明无安定郡，此乃胡氏沿用旧称。按：卷首序末称胡氏"浙江南渊胡廷用"，此自述为"安定郡南渊子"，就里未详。

文政三①庚辰岁霜月②十日

江户③北八町堀坂本丁一丁目

大森寿安④

门人 高桥仙胤

---

① 文政三："三"后疑夺"年"字。即 1820 年。文政（1818～1830）为日本仁孝天皇惠仁的年号。

② 霜月：农历七月称"相月"，《隶释·汉鲁相韩勑造孔庙礼器碑》作"霜月"。《读书杂志·汉隶拾遗》："（王）引之曰，第一行'霜月之灵'，霜月即《尔雅》之'七月为相'也。霜、相古同声，故霜字以相为声。"后世也用称冬月。《梅尧臣集·八月三日咏原甫庭前林檎花》诗："从今数霜月，结子尚能成。"《纲目·林檎》集解称"有冬月再实者。"

③ 江户：日本东京的旧称，明治二年（1868），明治天皇迁都于此而改今名。

④ 大森寿安：又名右武，长顺，为日本江户时代中、后期眼科御目见医师（陆奥仙台藩医），属西洋派学者。

校注后记

一、书名、作者、版本与编撰年代

《鸿飞集论眼科》亦称《鸿飞集》《鸿飞集论》《日华子鸿飞集论》《新编鸿飞集论》《新编鸿飞集论眼科》及《明目方》（另有同名书，内容异此），明人杨祥吾绣梓本则称《太医院传七十二症明目仙方》，《本草纲目》又或误为《飞鸿集》。书首有典故传说其得名缘由：昔日华子赴雁门岭南打猎，见有征鸿坠道旁，日华子射之，群雁乃弃所含昔时黄帝、岐伯问答论眼症书二卷而去，因命其书曰《鸿飞集论》。日·丹波元胤撰《医籍考》，乃据此说命称《日华子鸿飞集论》。由于上述传说并未交代是书作者姓字，故高岛久也言其为"后人精眼疾者伪托日华子以奇其事而已"（《跻寿馆医籍备考》）。《国史经籍志》卷四下曾著录"《鸿飞集论》，一卷，胡大成"。又底本序末因题有"浙江南渊胡廷用编集"，这也导致《聿修堂医书目录》将书直接署为"明·胡廷用撰"。乾隆《浙江通志·经籍·医家》眼疾类则载录为"《鸿飞集七十二问》，明·四明田日华撰"。《中国中医古籍总目》则以旧本曾题"五代田日华撰"，而误判其成书年代的下限为公元961年。

事实上本书原撰人及具体成稿时间现已无考。据序文看，明代浙江人胡大成，因任太医院御医的便利而得以传钞其书稿，家藏数代，至其玄孙胡南渊乃重新编集，并于嘉靖三十五年丙辰（1556）委建阳日新书堂首刻成书，再后复有杨氏四知馆据嘉靖本重梓。从胡大成传录书稿至胡南渊编集锓刻，其间约历时120年，又且胡大成显然不是最先拥有此书稿者，故若加上此前未知的流转过程，其初稿的撰成恐怕还得上溯至元末明初的15世纪初叶或14世纪末期。

本书的嘉靖初刻本现今在国内外恐已难觅。中医古籍出版社2009年曾影印出版过据说是"据明嘉靖三十五年刻本影印"的线装本，然经考校，感觉影本所据即现藏日本国立公文书馆内阁文库的所谓嘉靖刻本或未必是真。该"嘉靖本"和影本属同一版系同一本书，但日藏"嘉靖本"原书另有影印本所缺漏的扉页，上署"太医院传七十二症明目仙方　四知馆杨祥吾梓"，这说明日藏原版应是杨氏四知馆复刻本，我国既以此为影印蓝本，那影印本在卷首申言乃"据明嘉靖三十五年刻本影印"则有失审慎。推测日藏本应是四知馆重梓本还有另一依据——东京都研医会图书馆现藏有三种精美的《鸿飞集论》钞本（原编号分别称A、B、C本，此次校注改称为甲、乙、丙本），其中甲、丙两本与内阁文库所藏者一样，扉页都镌有四知馆杨祥吾重梓牌记。乙本则无牌记，但其对文字破损夺脱处的细节处理方式，足以说明它钞缮所据底本的版式、内容和四知馆翻刻本当无二致，这从另一侧面说明所谓的日藏明刊本也即我国影印所依据的底本，不太可能是嘉靖初刻本。因为若重梓者在复刻本中照录初刻本序文，致书中出现"嘉靖丙辰岁孟秋月……书林刘氏日新书堂刊"之类的内容实不足怪，而初刻本出现复刻本中才该有的牌记就会令人费解。影印本卷首有嘉靖初刻原序，而其影印所据的日藏蓝本中却有重梓牌记，不正好说明了影印所据实为四知馆复刻本吗？这一点似有继续考究的必要。

《鸿飞集论》嘉靖初刻本今在国内外似未见有传本，日本国立公文书馆内阁文库所藏四知馆重梓本或已为现存最早明刊版本，有专家断言其已是孤本，其文献价值和学术价值都已非同寻常，故此次被用为整理所据底本。对校本的选择，因嘉靖年间首刻的《鸿飞集论》与《银海精微》的初刻年代大致相近，而由宋元医家辑录成稿、万历三年（1575）才经黄毅所锓梓面世的《龙木论》，虽比《鸿飞集论》晚刊19年，然其付梓前却已有较长的被辗转传钞的经历，且因《龙树眼论》的亡佚，使之在中医眼科领域有了"鼻祖"般的学术地位与影响力，《鸿飞集论》《银海精微》也无不因之而带有其学术烙痕，三书内容多有交互，学术渊源十分紧密；再是《鸿飞集论》早期也曾声名显赫，不仅为中外医家瞩目，翻刻者有之，钞藏者也不鲜见。此次整理中所能接触到的主要有上海中医药大学馆藏的邺仙氏钞本和东京都研医会图书馆馆藏的甲、乙、丙三种钞本。其中日钞丙本不仅注明其内容为"全"，还署明钞写者是日本古代著名眼医大森寿安的弟子高桥仙胤，以及钞缮的具体时间，这些形式上的完整性和内容的相对可靠性，对研究《鸿飞集论》的版刻问题及其病证残缺原因等皆颇有裨益。为此，本次整理决定选用《龙木论》作主校本，而《银海精微》《鸿飞集论》三种日钞本以及邺仙氏钞本等则同被用为参校本。

二、学术渊源

首见于南齐的《龙树眼论》、重辑于宋元的《龙木论》、编撰于元末明初的《银海精微》，是我国早期颇有影响的三部中医眼科名著。《龙树眼论》亡佚后，《龙木论》及《银海精微》对后世中医眼科专著的编撰则长期发挥着"鼻祖"般的重大影响，明清两代上百种眼科名著或方书内的眼病专章，无一不是据之增减脱胎而成。《龙木论》于万历三年初刻成书，虽晚于嘉靖年间面世的《鸿飞集论》和《银海精微》，但重辑的时间和过程则明显早得多也复杂得多，《鸿飞集论》的成书无疑曾受过《龙木论》的重大影响。《鸿飞集论》与《银海精微》之间也不乏互为影响的学术痕迹。如在底本残存的62种内外障眼病中，互见于《龙木论》的有48种，互见于《银海精微》的有8种，其中圆翳内障、胞肉胶凝、鹘眼凝睛、鸡冠蚬肉、血翳包睛等33种则并见于两书。这些无疑都是三者间所具深厚学术渊源关系的有力证明。

《中国医籍考》曾提出一个重要观点，即《鸿飞集》的编撰问世明显早于《银海精微》，其问答述病的形式及图文结合的编书体例当是对《明目方》的效仿，而《银海精微》同于《鸿飞集论》的版刻形式与撰书体例，又当是从后者转效而来。尽管《银海精微》载病 80 种，内容远较《鸿飞集论》丰富，然二者的学术渊源仍清晰可见。至于《龙木论》《银海精微》得以风行天下，《明目方》与《鸿飞集论》等问世更早的眼科名著却久湮于世，这或与其过早亡佚不无关系。

三、学术内容与特点

《鸿飞集论眼科》篇幅短小，全书共一册，不分卷，除亡佚内容外，全书仅 11633 字；卷首有初刻序文、书名由来及眼病因由简说，其余内容大致可分为论说和眼病证治两部分。论说部分包括与具体眼病治疗关联性不强的"五轮八廓论"和"七十二症内外障眼诗诀"。据底本原序和扉页"太医院传七十二症明目仙方"牌记，72 种眼病证治方药乃书中核心内容，然书中今仅残存眼病 62 种，各病种依次序列病名、眼图、治则、症因问答、病变预后及治疗方药。全书具有以下主要特点：

一是版式活泼，图文并茂。底本由建阳著名家族式老牌书坊杨氏四知馆刻印，采用当时流行的上图下文版式。全书残存插图凡 63 幅，除卷首求药图外，各眼症皆配线条粗放、形态风格多无差异的眼图一幅，体现了书坊主以图释文、以图补文、主要面对社会大众的刻书理念。

二是论病翔实，文笔洗炼。底本学术内容主要源自

《龙木论》，与编撰年代、刊行时间和版刻模式大致相近的《银海精微》也不乏相似之处。如所载"五轮八廓论"与《银海精微》"五轮八廓总论"几乎无异，"七十二症内外障眼诗诀"中"内障受病诀歌""中篇诗诀"及"下篇诗诀"等三篇歌诀的内容则分别类似《龙木论》"内障眼根源歌""针内障眼法歌"和"针内障眼后法歌"。书中还重点记述了72种（实存62种）眼疾的症治，等等。然其所涉内容虽多，篇幅却十分短小，全书虽仅万余字，对相关内容，尤其对各种眼病的记述却面面俱到。如介绍黑翳如珠障，作者首先指出了外治原则和丹药配伍比例（用阴四阳六），然后借问答方式阐述了黑翳如珠症的病因（肝热肾虚）、病机（子母俱劳，毒风入眼）、症状表现（冷痛、泪出不开、乌睛上边生黑翳、突起如黑珠子），最后还通过序列药方巧妙指出了先清热祛风再补肾的内治分步原则。这段正文仅用80字，对所述内容却基本做到了理法方药毕具，对部分病症甚至明确提示其预后。而编撰手法和图文结合的版刻形式与之如出一辙的《银海精微》，介绍此症相同内容却用字260个，《龙木论》则为139个。然而需要明确的问题，书中却很少因叙述简略而疏漏，如"血翳包睛障"与《银海精微》的"血翳包睛"，病名仅一字之差，病机同为心热肝虚，都有肿痛泪出、逐渐赤脉布睛等症状，内治方法大同小异，但本书明确记述的"上下睑有瘀血，宜镰洗"的外治法则却是《银海精微》没有的。由此可见，称颂本书作者文笔简要周至应非溢美之词。

三是突出五脏，法治明晰。本书研治眼病颇为重视五脏的核心地位。在残存的62种眼病中，作者明确指出因于五脏的有49种，占总数的79.03%。其中泛称由于五脏毒壅、脏气不和或脏气不全的有7种，具体涉及各脏的分别是肝脏31种、脾脏10种、心脏8种、肺脏7种、肾脏（含与肾有关的"房色不节"）5种。另有因于胆腑的2种、因于三焦的2种、涉及胃腑的7种。在作者眼中，眼病诸症的发生与五脏关系更为密切，故诊治上严格区辨不同脏腑和病因，切实遵从虚实补泻用药原则，在本书众多平实可靠的药方中，其分类命名特点和方药治疗功能无不反映出这种辨治价值取向。如全书完整可考的方子（含同名方）凡108首，泻肺散、暖肝汤、泻脾散、补肾丸、镇心丸、补胆丸、通脾泻胃散等与脏腑名称有关的药方就有31首，占总数的28.7%；而活血汤、除风汤、退热饮、压热饮、搜风煎、解风散、坠翳丸、退翳汤、五痔丸、朱砂定痛膏、清凉膏等方子则是针对病因病症特点、利用药物功能性质来确定的。其审因论治、因病用药、从严把握方药选配原则的整体辨治思想由此可见一斑。

作者对致生眼疾的各种病因也有较深研究。在残存病种中，作者揭示的主要病因有风、寒、热、毒、时邪、湿热、阴毒、阳毒、七情、外物损伤、五脏虚损、余热劳复、过食壅毒之物等十余种。风邪致病又分风冷、风热，肝风，毒气致病又分风毒、火毒、时邪毒气；热症则有肺热、心热，肝热、膈中伏热、脾肺壅热、脾胃伏热、胃家热极、三焦壅热、积热壅毒；虚损则分脑虚、肝虚、心虚、肾家虚败、胆气不足。此外还有血气凝滞等。在底本残存的62种眼病中，以热邪裹挟为害最烈，凡32种，占全部病种的51.61%；其次为风气搀杂为害者，达21种，占33.87%；书中明确提出"肝脏虚劳受邪""五脏虚劳生风热""肾虚""肝脏虚劳""肝虚风热上攻""肝脏虚劳，房色不节""肾家虚败""心之虚""肝虚则泪不能收""心家劳损见翳""脏虚热冲上脑中""胆气不足""脑虚阳毒盛""虚阴攻上""肝肾俱劳""肾家虚劳，肝气不足""病后脏气未全，体虚""五脏虚劳"等因虚致病的眼疾有14种，占22.58%，而因天行时气、风毒、食毒、火毒、壅毒、伏毒等毒气致病者有9种，仅占14.52%。在白膜侵睛障中，作者还强调其发病原因是"肝受肺之邪热所克"，说明五脏生克关系失衡也是部分眼病产生的重要原因。这是值得重视的。

还须一提的是本书作者对眼病灵活的治法治则及手法的多样性。

作者对眼病仍以服药内治为主。底本残存的62种眼病中，所列完整可考的药方凡108首（含同名方），其中103首是内服方，且全部病种都用，无一例外。所用剂型也种色繁多，汤药、丸药、膏药、丹药、散剂、煎剂、饮剂、洗剂、吹药毕具。诸般剂型中尤以丸药独多，凡34首，占药方总量的31.5%，其余剂型分别为散剂（含洗眼剂1首）32首、汤剂27首、饮剂8首、膏剂5首、丹剂和煎剂各1首，分别占药方总数的29.63%、25%、7.41%、4.63%和0.93%。

从书中所列多种外治手法揣之，作者应是一位眼疾治疗高手。他在对眼病诊治的阐述中，通常先用"阴一阳一""点阳加片"（分别见冰霞翳障、眵泪净明内障条注，此略）之类的短语揭示出治疗或用药的总则，然后以问答体式详述其病因、病机、病症、注意事项及治疗方药。眼病正文后所附药方一般为两方，少则一方，多者或至三四方，皆不尽同。作者对各症的介绍都"惜墨如金"，但对其当服药内治还是该采用"镰洗、钩刈、金针拨之、烧铜匙熨烙、点药、吹药、刺穴通血脉、铜匙蘸清油烧烙、小针穿破、手掌心揉进睛珠"等手法外治却提示得非常明确，堪称言简意赅。

四、学术价值及其影响

明代的眼科医籍颇为丰富，然其学术传承的脉络却并不明晰。《鸿飞集论眼科》作为刊行较早的眼科名著，曾相继被明人焦竑《国史经籍志》、李时珍《本草纲目》、殷仲春《医藏书目》、清代《乾隆浙江通志》、日·丹波元胤《医籍考》、高岛久也《跻寿馆医籍备考》和丹波氏《聿修堂医书目录》等国内外医籍、书目所载录；再从本书原序"家藏录如宝"的记述看，御医胡大成对此书刊行前的传钞稿已经格外珍视。这说明此书在古今中外，无论其付梓之前还是刊行以后，都曾产生过重要影响。《银海精微》《审视瑶函》《一草亭目科全书》《异授眼科》《眼科七十二症集要秘诀》《眼科秘书》《仙传眼科七十二症全书》《眼科撮要》《眼科秘传》《医宗金鉴·眼科心法要诀》等医籍在部分眼病内容的采撷和编撰体式的选择上就都透现着本书的身影。无奈此书现已沦为存世孤本，若能藉以深入推考中医眼科的发展情况，其文献价值和学术价值将不可小觑。另外，本书篇幅小，载方仅百余首，但这些药方皆平实无华，不仅易于制作，而且颇为实用，不同眼病的治法治则及灵活的丹药调配比例，对现代中医眼科临床工作者同样具有重要的参考借鉴价值。

当然，金无足赤，人无完人，本书自然也难以尽如人意。明人方日升纪称："建阳故书肆，妇人女子咸工剞劂。"（《古今韵会举要小补·韵会小补再叙》）这从侧面说明了建阳书坊很多刻工的素质其实并不高，现以底本为例试举瑕疵数条以证此说之不谬：一是版刻印制粗糙，多处文字残破漫漶，难以辨读。二是疏漏严重，文句、病种夺脱甚多。有关病种阙失问题尤其让人疑惑难解——三种日钞本的书末都有"鸿飞集论后序"一篇，而底本并无此文。日钞甲本在后序序题旁原注有"一本"两个小字，而乙、丙钞本并无此注。可能甲本钞录者当时曾见过两种不同版本。丙钞本在封面注明其所钞内容为"全"，而病种数目却仍是和残存本相同的62种，这表明甲本和丙本钞录者见到的各种本子中的病种都有阙失，若这种情况在"初刻本"中即已然存在，那依葫芦画瓢的重梓本自然难免"重蹈覆辙"，所以要追究眼病病种阙失的原因，初刻本和重梓本恐怕都很难排除"始作俑"的嫌疑。三是文字使用随意性大，同音借用字既多且乱，错字或字书不载的生造字比比皆是，同一文字前后异形等等，使研读十分困难。

五、关于校注

研究发现，《鸿飞集》的学术价值和文献价值或并不亚于《龙木论》和《银海精微》，然该书在国内已无馆藏。且自嘉靖三十五年刊行后至2005年的449年来一直无校注本问世。2009年，中医古籍出版社据日本国立公文书馆内阁文库馆藏的明刊本出版了影印本，我们才有幸一睹此书，并将其用为此次校注整理的底本。经过多方比较，我们还决定将《龙木论》用作整理校注的主校本，并借助上海中医药大学珍藏的邺仙氏钞本校补了书中大部阙失内容。

对底本，我们逐字逐句做了校勘，对讹脱衍倒内容给予了深入细致的考证、校改和补充，并对生僻字词或疑难问题作了浅近注释。在整个校注整理过程中，我们力求少出差错，甚至不出差错，希望我们的努力能对广大读者的研究阅读有所助益。

方名索引

总书目

医　经

内经博议

内经精要

医经津渡

灵枢提要

素问提要

素灵微蕴

难经直解

内经评文灵枢

内经评文素问

内经素问校证

灵素节要浅注

素问灵枢类纂约注

清儒《内经》校记五种

勿听子俗解八十一难经

黄帝内经素问详注直讲全集

基础理论

运气商

运气易览

医学寻源

医学阶梯

医学辨正

病机纂要

脏腑性鉴

校注病机赋

内经运气病释

松菊堂医学溯源

脏腑证治图说人镜经

脏腑图书症治要言合璧

伤寒金匮

伤寒大白

伤寒分经

伤寒正宗

伤寒寻源

伤寒折衷

伤寒经注

伤寒指归

伤寒指掌

伤寒选录

伤寒绪论

伤寒源流

伤寒撮要

伤寒缵论

医宗承启

伤寒正医录

伤寒全生集

伤寒论证辨

伤寒论纲目

伤寒论直解

伤寒论类方

I

本　草

方　书